# Greta Wirth

# Die Urbanisierung und die Entstehung psychischer Erkrankungen

## Warum gefährdet das Leben in der Stadt die mentale Gesundheit?

**Bibliografische Information der Deutschen Nationalbibliothek:**

Die Deutsche Nationalbibliothek verzeichnet diese Publikation in der Deutschen Nationalbibliografie; detaillierte bibliografische Daten sind im Internet über http://dnb.d-nb.de abrufbar.

**Impressum:**

Copyright © Science Factory 2020

Ein Imprint der GRIN Publishing GmbH, München

Druck und Bindung: Books on Demand GmbH, Norderstedt, Germany

Covergestaltung: GRIN Publishing GmbH

# Inhaltsverzeichnis

Abstract ..................................................................................... V

Abbildungsverzeichnis ........................................................ VIII

Tabellenverzeichnis ............................................................... IX

1 Einleitung ............................................................................... 1

2 Methodik ................................................................................ 4

3 Urbanisierung im 21. Jahrhundert .................................... 6

    3.1 Urbanisierung - Begrifflichkeiten ................................... 6

    3.2 Trends, Entwicklungen und Konsequenzen der Urbanisierung ........................................................................ 7

    3.3 Vorzüge des urbanen Lebens - "urban advantage" ..... 10

    3.4 Gesundheitliche Herausforderungen des Stadtlebens ... 12

4 Urbanisierung und Psychische Gesundheit ................... 16

    4.1 Psychische Gesundheit ................................................ 16

    4.2 Zahlen und Fakten psychischer Störungen in der europäischen Region ........................................................... 18

    4.3 Urbane mentale Gesundheit im Fokus der Wissenschaft ... 20

    4.4 Mit Urbanisierung assoziierte psychische Störungen .... 23

**5 Einfluss urbaner Lebenswelten auf die Entwicklung psychischer Erkrankungen - Erklärungsansätze** .................. **30**

    5.1 Überblick – Urbane Expositionsfaktoren ............................... 30

    5.2 Städtische Schutzfaktoren ...................................................... 31

    5.3 Soziale und sozioökonomische Umweltrisikofaktoren ............ 33

    5.4 Physische Risikofaktoren ........................................................ 36

    5.5 Sozialer Stress ......................................................................... 38

**6 Handlungsempfehlungen** ................................................. **42**

**7 Abschlussdiskussion** ........................................................ **44**

**Literaturverzeichnis** ............................................................ **47**

# Abstract

Die Welt wird zunehmend urban, derzeit lebt mehr als die Hälfte der Weltbevölkerung in Städten. Bis zum Jahr 2050 sollen 70 Prozent aller Menschen auf der Erde in urbanen Zentren leben. In der Europäischen Union ist der Verstädterungsprozess bereits abgeschlossen. Mehrfach wird in Studien die Urbanisierung mit einer erhöhten Zunahme von spezifischen psychischen Erkrankungen in Verbindung gebracht, insbesondere Schizophrenie. Das Aufwachsen in städtischen Umgebungen erhöht das Schizophrenierisiko um das Dreifache. Dieser Stadt-Land-Gradient hinsichtlich der Inzidenz psychischer Störungen hat nachhaltiges wissenschaftliches Interesse hervorgerufen. Die zugrunde liegenden Mechanismen sind allerdings unzureichend geklärt. Sowohl soziale und sozioökonomische Stressoren wie beispielsweise Migration, ethnische Dichte und soziale Isolation, als auch physische Umweltfaktoren darunter Lärm und ein Mangel an städtischen Grünflächen könnten nur einen Teil der Urbanitätseffekte erklären. Weiterhin sind Experten davon überzeugt, dass insbesondere der soziale Stress eine wesentliche Rolle spielt. Vor dem Hintergrund der rasch fortschreitenden Verstädterung ist es enorm wichtig, die Ursachen für die deutlich angestiegen Erkrankungsrisiken für Stadtbewohner zu verstehen. Die vorliegende Literaturarbeit untersucht, inwieweit die Urbanisierung Einfluss auf die Entstehung psychischer Erkrankungen im urbanen Europa nimmt. Das Ziel ist, sowohl einen Überblick über den Zusammenhang zwischen der Verstädterung und der psychischen Gesundheit zu geben als auch urbane Umweltrisikofaktoren zu diskutieren. Die Datenbanken Scopus und Web of Science wurden nach epidemiologischen Studien in der europäischen Bevölkerung durchsucht. Die am häufigsten untersuchten Arten von psychischen Leiden, auf die der Fokus gesetzt wurde, waren affektive Störungen darunter Depression und Schizophrenie. In europäischen Städten zu leben scheint ein Risikofaktor für Psychosen und depressive Verstimmungen zu sein. Weitere Langzeitstudien zu den Wechselwirkungen zwischen der heterogenen Verteilung sozialer Ressourcen und urbaner Stressoren sind erforderlich. Zudem ist ein interdisziplinärer Forschungsansatz notwendig, um die komplexen Wirkungszusammenhänge besser zu verstehen und Auskunft darüber zu gewinnen, welche städtischen Eigenschaften psychische Erkrankungen verursachen.

„Lärm oder Dreck in der Stadt belastet uns, was uns aber besonders zu schaffen macht, ist der Stress, den wir im sozialen Miteinander erleben."

(Adli Mazda, 2017, S. 22)

## Abbildungsverzeichnis

Abbildung 1: Städtische und ländliche Bevölkerung, 2050 – 2050 ........... 8

Abbildung 2: Verstädterungsrate nach geographischen Regionen, 1950 – 2050 .................................................................................................. 9

Abbildung 3: Gesundheitsdeterminanten der Lebenswelt im urbanen Raum ................................................................................................... 13

Abbildung 4: Funktionsmodel psychische Gesundheit ......................... 17

Abbildung 5: Zunahme psychischer Diagnosen Deutschland ................ 19

Abbildung 6: Übersicht - Urbane Expositionsfaktoren ........................ 31

Abbildung 7: Übersicht der Handlungsempfehlungen ........................ 43

# Tabellenverzeichnis

Tabelle 1: Prävalenzen psychischer Störungen im Stadt-Land-Vergleich...24

# 1 Einleitung

Die weltweit voranschreitende Urbanisierung und die damit verbundenen Chancen und Risiken für die Gesundheit der Bevölkerung sind der Anlass für die vorliegende Forschungsarbeit. Der Faktor, der das Leben in der Moderne prägt, ist das Leben in der Stadt. Ein zunehmender Trend der Verstädterung ist zu verzeichnen. Derzeit lebt mehr als die Hälfte der Weltbevölkerung in Städten, 2050 rechnen die Vereinten Nationen (UN) damit, dass rund 70 Prozent der Menschen auf der Erde Stadtbewohner sind. In Europa sowie in Nord- und Lateinamerika ist der Urbanisierungsprozess bereits weitgehend abgeschlossen. (United Nations & Department of Economic and Social Affairs & Population Division, 2019, S. 5). Dieser globale Megatrend hat nicht nur Auswirkungen auf die gesellschaftliche, politische sowie ökonomische Ebene, sondern er wirkt sich auch auf das Individuum aus bezogen auf die Gesundheit und insbesondere auf die psychische Gesundheit. In der Literatur wird die Urbanisierung häufig mit erhöhten psychischen Erkrankungen in Verbindung gebracht. Einige Studien verweisen darauf, dass die Urbanisierung, beziehungsweise Urbanität einen bedeutenden Risikofaktor für psychische Störungen darstellt (Dekker, J., Peen, Koelen, Smit & Schoevers, 2008, S. 1-2; Haddad et al., 2015, S. 115; Vassos, Pedersen, Murray, Collier & Lewis, 2012, S. 1118). Ebenso ist bekannt, dass bestimmte psychische Störungen, wie Depression, Angst und Schizophrenie, bei Stadtbewohnern und in der Stadt aufgewachsenen Menschen häufiger auftreten als bei Landbewohnern. Das Erkrankungsrisiko für Depressionen ist in urbanen Räumen gegenüber ländlichen Gegenden um das 1,4-Fache erhöht und das für Schizophrenien um das Zweifache (Peen, J., Schoevers, Beekman & Dekker, 2010, S. 91). Jedoch variieren die Krankheitshäufigkeiten innerhalb der europäischen Region (EU) je nach Land, dem städtischen Gefüge und der zu untersuchenden Krankheit sehr stark (Fett, Lemmers-Jansen & Krabbendam, 2019, S. 232-233; Jongsma et al., 2018). Die Migration in den urbanen Raum vereint sowohl Vorteile als auch Nachteile. Zu den Vorzügen des urbanen Lebens gehören ein vielfältiges Arbeits- und Bildungsangebot, kultureller Reichtum sowie der Zugang zu Gesundheitsversorgung und sozialer Ressourcen. Der Zuwachs von Städten fördert aber ebenso gesundheitliche Herausforderungen wie Armut, Kriminalität, Lärm, Luftverschmutzung, und Einsamkeit (Okkels, Kristiansen, Munk-Jørgensen & Sartorius, 2018, S. 258; Rapp, Heinz & Meyer-Lindenberg, 2015, S. 9). Für die Folgen der Urbanisierung auf die psychische Gesundheit werden viele Mediatoren als mögliche Ursachen diskutiert, die sowohl positiven als auch negativen Einfluss auf die urbane Bevölkerung ausüben. Zu diesen Mediatoren gehören physische, soziale, sozioökonomische sowie neurobiologische Faktoren.

Genauer betrachtet sind Stressoren wie der Lärm, die Hektik des Großstadtlebens, die soziale Dichte sowie die soziale Fragmentierung und Segregation nur wenige von vielen möglich wirkenden Mechanismen (Meyer-Lindenberg, A., 2012, S. 50). Neben diesen sehen Neurowissenschaftler und Epidemiologen in sozialen Faktoren, insbesondere im sozialen Stress die ursächliche Erklärung für die vermehrten psychischen Leiden in Städten (Lederbogen, Haddad & Meyer-Lindenberg, 2013, S. 2; Lederbogen & Meyer-Lindenberg, 2015, S. 72). Gleichermaßen gibt es aber ebenso bedeutsame gesundheitsförderliche Potentiale, die das psychische Wohlbefinden der Stadtbewohner aufrecht erhalten können wie beispielsweise der Zugang zu Grünflächen oder das soziale Kapital in der Nachbarschaft (Allardyce, J. & Boydell, 2006, S. 594; Engemann et al., 2019, S. 5188).

So vielfältig die Auswirkungen der Urbanisierung für den Menschen sind, so vielfältig sind die möglichen Folgen der zunehmenden Verstädterung für die seelische Gesundheit. Aufgrund der vielen unterschiedlichen sowie komplexen Interaktionen urbaner Risiko- und Schutzfaktoren, stellt es für wissenschaftliche Untersuchungen eine Herausforderung dar, zu untersuchen, inwieweit das urbane Leben für die erhöhten Prävalenzen psychischer Störungen verantwortlich ist. Da die Verstädterung weltweit zunimmt, das Thema Stress immer bedeutsamer wird und die Sorge um das seelische Wohlbefinden in der Gesellschaft wächst, ist die Frage nach der urbanen psychischen Gesundheit eine dringliche Frage. Der Aufbau und die Zielsetzung der vorliegenden Literaturarbeit lauten wie folgt:

1. Übersichtliche Darstellung des Zusammenhangs zwischen der Urbanisierung und häufigen psychischen Störungen (Schizophrenie und affektive Störungen)
2. Identifikation urbaner Expositionsfaktoren und ihre Wirkung auf die Entwicklung psychischer Leiden
3. Ableitung von Handlungsansätzen für eine gesunde Stadtplanung

Der Schwerpunkt dieser Forschungsarbeit liegt insbesondere auf der Darstellung der unterschiedlichen Prävalenzraten von Schizophrenie und Depression im europäischen Stadt-Land-Vergleich und der Analyse der zugrunde liegenden Mechanismen. Außerdem wird der räumliche Fokus auf die Europäische Union (EU) beziehungsweise die EU-Mitgliedsländer gelegt. Die folgende Forschungsfrage soll beantwortet werden: Welchen Einfluss nimmt das Großstadtleben im Zuge der Urbanisierung auf die Entwicklung psychischer Erkrankungen in der EU?

## 2 Methodik

Im folgenden Kapitel wird die methodische Herangehensweise dieser Literaturarbeit und der Literaturauswahl erläutert und dargestellt.

Nach Festlegung des Themas wurde über Online-Katalog der Technischen Universität München und Google Scholar eine erste ungerichtete Literatursuche zum Einfluss der Urbanisierung auf die Psychische Gesundheit durchgeführt. Somit konnte die thematische Idee der Arbeit eingegrenzt und die Forschungsfrage formuliert werden. Im Anschluss wurde eine Auswahl an Schlagwörtern getroffen sowie Einschluss- und Ausschlusskriterien definiert, um eine zielführende Bearbeitung der Forschungsfrage zu gewährleisten. Die Einschlusskriterien berücksichtigten räumliche, sprachliche und thematische Faktoren. Der räumlich geographische Fokus wurde auf Länder der Europäischen Region gelegt, da selbst innerhalb Europas die Inzidenzraten und Prävalenzraten psychischer Erkrankungen stark variieren. Ausgeschlossen wurden Forschungsarbeiten aller anderen westlichen Staaten und Entwicklungsländer, da der Einbezug dieser zu umfangreich wäre und da europäische westliche Großstädte kaum mit Megastädten wie Tokio oder São Paulo vergleichbar wären. Hierzu wurden bei der Einstellung der erweiterten Suche EU-Mitgliedsländer angekreuzt oder diejenigen epidemiologischen Studien ausgewählt, welche die Effekte in europäischen Regionen untersuchten. Miteinbezogen wurde Literatur in den Sprachen Englisch und Deutsch. Von thematischer Relevanz waren diejenigen Forschungsarbeiten, die entweder den Zusammenhang zwischen Urbanisierung und dem Auftreten psychischer Erkrankungen untersuchten, Risikofaktoren für psychische Erkrankungen in urbanen Gebieten analysierten oder die Unterschiede zwischen Land und Stadt oder innerhalb von Städten im Hinblick auf psychische Störungen erfassten. Der Fokus wurde auf affektive Störungen und Schizophrenie gelegt. Ausgeschlossen wurden Publikationen, bei denen bereits im Titel oder Abstrakt zu erkennen war, dass kein Bezug zur Thematik besteht. Die Zeitspanne wurde bei der Literatursuche nicht eingegrenzt, jedoch sind beim Selektionsprozess ausschließlich Studien der letzten 20 Jahre mitaufgenommen worden, um ein gewisses Maß an Aktualität zu gewährleisten.

Es wurde eine Literaturrecherche in den Datenbanken Scopus und Web of Science durchgeführt. Die nachfolgenden Schlüsselwörter wurden bei der Literatursuche verknüpft: "urban*" OR "urbanization" OR "urbanisation" OR "urbanicity" OR "urban living" OR "environment" OR "neighbourhood" OR "city living" AND "mental health" OR "psychological disorder" OR "psychiatric disorder" OR "mental illness" OR "mental disorder" OR "depression" OR "depressive symptoms" OR "schizophrenia" OR "psychosis" OR "psychopathology".

Zur Ausweitung der Literatur wurden über die Referenzliste des gefundenen Materials weitere Quellen mitaufgenommen. Über die herkömmliche Internetrecherche konnte zusätzlich graue Literatur gesichtet werden. Diese umfasst Kongressberichte, Studien von Stiftungen sowie Publikationen von Institutionen, welche sich mit dem Thema Urbanisierung und oder Psychische Gesundheit befassten. In Abschnitt 5 werden die eingeschlossenen Studien mit Fokus auf den Einfluss urbaner Risikofaktoren auf die Entwicklung psychischer Erkrankungen interpretiert und die Ergebnisse miteinander diskutiert.

# 3 Urbanisierung im 21. Jahrhundert

Abschnitt 3 veranschaulicht die Entwicklungen, Trends und Auswirkungen im Kontext der Urbanisierung und soll im Allgemeinen skizzieren, welche urbanen Herausforderungen für die Gesundheit bestehen.

## 3.1 Urbanisierung - Begrifflichkeiten

Der Begriff der Urbanisierung wird verschieden definiert, im allgemeinen Sprachgebrauch wird die Urbanisierung mit dem Synonym Verstädterung gleichgesetzt. Unter Verstädterung versteht man das Heranwachsen der städtischen Bevölkerung gegenüber der ländlichen Bevölkerung. Urbanisierung beschreibt einen Prozess der Zunahme, Ausdehnung und Vergrößerung der Städte und der in Städten lebenden Bevölkerung sowie deren Lebensweise. Meist gemessen nach Flächengröße oder Einwohnerzahl, sowohl absolut als auch im Verhältnis zur ländlichen Bevölkerung (Berlin-Institut für Bevölkerung und Entwicklung). Laut der UN (2019a, S.5) ergibt sich die Urbanisierung aus drei Komponenten: Natürlicher Anstieg durch Geburtenüberschuss, Wanderungsbewegung und der Neugründung von Städten. Der Prozess der Urbanisierung bezeichnet nicht nur eine demographische Entwicklung, im Sinne einer Migration vom ländlichen in den städtischen Raum, sondern er beschreibt auch Veränderungen psychosozialer Verhaltensweisen sowie ökonomischer Bedingungen (Turan Tayfun M., Besirli., A., 2008, S. 238). Im Zuge der sich ausbreitenden Industrialisierung im 19. Jahrhundert und der damit entstandenen Modernisierung, beschleunigte sich der Verstädterungsprozess nahezu massiv. Verantwortlich für den raschen Zuwachs der Städte sind zum einen der Wandel von einer Agrargesellschaft über eine Industrie- zur Dienstleistungsgesellschaft und zum anderen das Entstehen größerer Produktionsstätten in Ballungszentren verbunden mit einer hohen Nachfrage an Arbeitskräften. Zumal das vielfältige Arbeitsangebot die Menschen vom Land in die Stadt zieht (Stefan Rösch, 2015, S. 3).

## 3.2 Trends, Entwicklungen und Konsequenzen der Urbanisierung

Die Ausdehnung der Städte schreitet mit rasantem Tempo voran. Neben der Globalisierung, der Digitalisierung und dem Klimawandel zählt die Urbanisierung zu den größten globalen Gesundheitsfragen des 21. Jahrhunderts (Srivastava, 2009, S. 75). Der Megatrend der Urbanisierung ist kaum zu stoppen. Bereits heute ist jeder zweite Mensch ein Stadtbewohner. Während 1950 weniger als 30 Prozent der Bevölkerung in Städten wohnte, werden bis 2050 Berechnungen der UN zufolge 68 Prozent der Weltbevölkerung in städtischen Gebieten leben. 2018 wies die weltweite urbane Population bereits 4,2 Billionen Menschen gegenüber 3,4 Billionen ländlichen Bewohnern auf und bis zum Jahr 2050 soll die weltweite Stadtbevölkerung vorrausichtlich 6,7 Milliarden erreichen (United Nations & Department of Economic and Social Affairs & Population Division, 2019, S. 5). Abbildung 2 zeigt auf welch kontinuierlich und rasche Weise die Urbanisierung fortschreitet. Folge dieser Entwicklung ist, dass die Anzahl der Megastädte mit mehr als 10 Millionen Einwohnern sichtlich zunimmt: 1950 existierten lediglich New York und Tokio, 2014 gab es bereits 28 Megastädte (Stefan Rösch, 2015, S. 4). Laut Schätzungen der UN wird es bis zum Jahr 2030 mehr als 43 solcher Mega-citys geben, die meisten davon in Entwicklungsländern (United Nations & Department of Economic and Social Affairs, 2019).

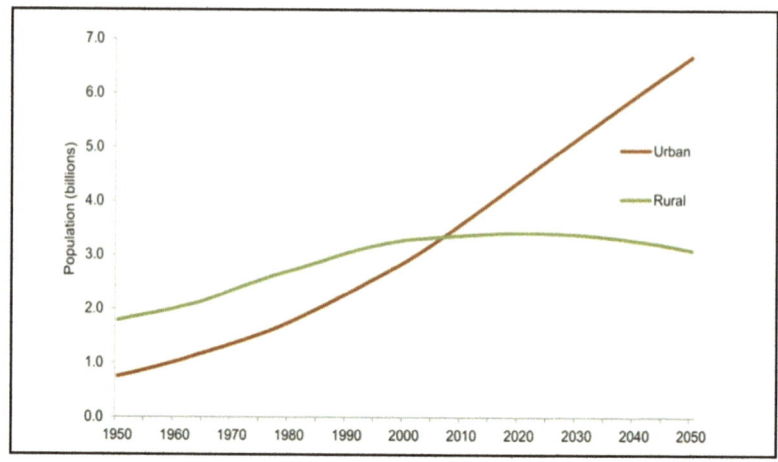

Abbildung 1: Städtische und ländliche Bevölkerung, 2050 – 2050
(United Nations, Department of Economic and Social Affairs, 2019a, S.5)

Obgleich dieser Trend weltweit zu verzeichnen ist, sollte eine Differenzierung zwischen der westlichen Welt, insbesondere der USA und Europa, sowie den Entwicklungsländern vorgenommen werden. Während in westlichen Ländern der Urbanisierungsprozess fast völlig abgeschlossen ist, schreitet er insbesondere in Entwicklungsländern, darunter Asien und Afrika voran. Abbildung 3 zeigt den Anteil der städtischen Bevölkerung der Welt nach geographischen Regionen von 1950 – 2050. Nach Angaben der UN verdreifacht sich innerhalb der nächsten 30 Jahrzehnte die urbane Bevölkerung Afrikas und die von Asian steigt um mehr als die Hälfte an. Nordamerika, Lateinamerika und Europa hingegen werden zukünftig keinen großen Städtewachstum mehr erfahren, da sie schon weitgehend verstädtert sind. Im Jahr 2018 lag der durchschnittliche Urbanisierungsgrad der

EU und anderer westlicher Länder bereits bei 80 Prozent (United Nations & Department of Economic and Social Affairs & Population Division, 2019, S. 5-9). Ebenfalls sollte beachtet werden, dass der europäische Urbanisierungsprozess nicht mit der Urbanisierung von heute gleichzusetzen ist. Diese charakterisiert sich vor allem durch die rasche und unstrukturierte Migration der Menschen von einkommensschwachen Ländern in die Städte (Okkels et al., 2018, S. 259).

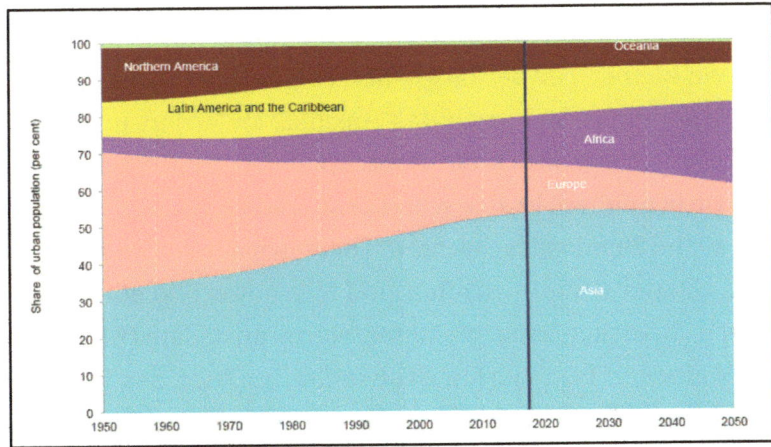

Abbildung 2: Verstädterungsrate nach geographischen Regionen, 1950 – 2050
(United Nations, Department of Economic and Social Affairs, 2019a, S.11)

Das 21. Jahrhundert wird somit vom Wachstum einer weltweiten städtischen Gesellschaft geprägt sein. Dieser Trend bringt sowohl Vorteile als auch Nachteile mit sich. Zu den positiven Konsequenzen gehören: Wirtschaftswachstum, Möglichkeit zur Verbesserung menschlicher Lebensbedingungen, Produktivität und der Zugang zu Gütern (Bundeszentrale für politische Bildung, 2007).

Jedoch wachsen mit dem Anstieg der urbanen Bevölkerung aber auch die Probleme und Herausforderungen. Großstädte haben zwar das Potential, zu nachhaltiger Entwicklung beizutragen, doch die Realität bildet meist etwas völlig anderes ab: In Metropolen wie Lima stehen mehr als einer Million Menschen kein sauberes Trinkwasser zur Verfügung, in Sao Paolo landet die Hälfte des städtischen Abwassers ungeklärt in Flüssen, Hongkong leidet unter extremem Smog, Neu-Delhi hat mit Stromausfällen zu kämpfen und Neapel versinkt im Müll (Birgit Niesing, 2012, S. 9). Umwelt- und Versorgungsprobleme sind hier nur ein kleiner Teil der möglichen Folgen der Urbanisierung. Gleichzeitig verstärkt sich auch das Ausmaß an Armut und sozialer Ungleichheit. Nirgends ist der Kontrast zwischen arm und reich größer als wie in Städten. In deutschen Großstädten ist die Armutsquote höher als im Bundesdurchschnitt. (Bertelsmannstiftung, 2019) Besonders von der Armut betroffen sind Migranten und ethnische Minderheiten, die sich in benachteiligten Viertel ansiedeln (OECD, 2015, S. 4-5). Weiterhin verschärfen Großstädte im Zuge des hohen Energiebrauchs durch die Industrie und den Verkehr die Umweltprobleme. Dieser immense Energieverbrauch verursacht hohe Konzentrationen von Luftschadstoffen, welche ein hohes Gesundheitsrisiko darstellen (Bundeszentrale für politische Bildung, 2007).

## 3.3 Vorzüge des urbanen Lebens - "urban advantage"

Trotz der vielen Risiken leben die meisten Menschen in urbanen Zentren. Gründe für den Zuwachs sind die Ermöglichung verbesserter Lebensbedingungen und Lebensstandards. Historisch gesehen hat die Verstädterung gutes gebracht: Wirtschaftswachstum, die Armutsbekämpfung und die menschliche Entwicklung. Städte sind

Zentren von Kunst und Kultur, Wissenschaft und Technologien. Sie fungieren als Motoren der wirtschaftlichen sowie kulturellen Entwicklung und sie werben mit Attraktivität, indem sie die Chance eröffnen, der Bevölkerung einen besseren Zugang zu öffentlichen Dienstleistungen zu bieten. Städte sind Orte, an denen Unternehmertum, technologische Innovation dank vielfältiger und gut ausgebildeter Arbeitskräfte gedeihen können. Sie sind Zentren der Produktivität und sie kennzeichnen sich aus durch eine hohe Dichte von Unternehmen. Sie bieten vielfältige Arbeitsmöglichkeiten, und außerdem ermöglichen sie den Zugang zu Gesundheitsleistungen, angemessenem Wohnraum und sozialen Diensten. Weitere Vorteile sind die Bereitstellung von Infrastrukturen, die verbesserten Möglichkeiten politischer sowie kultureller Teilhabe und die Gleichstellung der Geschlechter. (Bundeszentrale für politische Bildung, 2007; OECD, 2015, S. 5-6; United Nations & Department of Economic and Social Affairs & Population Division, 2019, S. 3-4) Adli und andere (2017, S.183) nennen ebenfalls den Vorzug, dass besonders die medizinische Versorgung im Vergleich zu ländlichen Gebieten im Durchschnitt besser ist, Psychotherapeuten sind leichter zu finden und die Entfernung zum nächsten Krankenhaus oder zur nächsten Apotheke ist kürzer. Kulturelle Einrichtungen und Sportanlagen bieten zusätzlich die Möglichkeit das Freizeitangebot abzurunden. Wissenschaftliche Untersuchungen haben außerdem gezeigt, dass das Vorhandensein städtischer Grünflächen positive Auswirkungen auf die psychische und soziale Gesundheit der Bevölkerung haben kann (Claßen & Bunz, 2018, 721-723; Engemann et al., S. 5118-5119; Groenewegen, Berg, Agnes E van den, Vries & Verheij, 2006, S. 1-8). Straßenbäume, Parks und grüne Naherholungsgebiete schaffen Anreiz für körperliche Aktivität, fördern sozialen Austausch und sind generell für die

Lebensqualität von entscheidender Bedeutung (Claßen & Bunz, 2018, S. 724-725). All die positiven Faktoren, die in Städten wirken, fasst man unter dem Begriff „urban advantage" zusammen (Adli et. al, 2017, S. 183-184).

## 3.4 Gesundheitliche Herausforderungen des Stadtlebens

Es ist bekannt, dass die Gesundheit stark mit Merkmalen der Lebenswelt zusammenhängt. Umgebungsbedingungen beeinflussen in multipler Weise direkt oder indirekt Gesundheit und Wohlbefinden. Die Umwelt, ist im gesundheitswissenschaftlichen Sprachgebrauch sowohl an die physikalischen, chemischen und biologischen, als auch an die sozialen, kulturellen, technischen und wirtschaftlichen Lebensbedingungen gebunden (Claßen, 2016, S. 71-73). In Anlehnung an das Humanökologische Modell der Gesundheitsdeterminanten im urbanen Raum, auch „Health map" genannt, welches von Barton und Grant (2006, S.2) neu modifiziert wurde, veranschaulicht Abbildung 4 in vereinfachter Form, welche Faktoren der urbanen Lebenswelt die Gesundheit bestimmen können. Die unterschiedlichen Faktoren der Lebenswelt als sogenannte Gesundheitsdeterminanten setzen sich zusammen aus dem Lebensstil (z.B. Ernährungs- und Bewegungsverhalten), den Aktivitäten (z.B. wohnen, einkaufen, spielen), der sozialen Umwelt (z.B. Soziale Netzwerke, Soziales Kapital), der bebauten Umwelt (z.B. Straßen, Gebäude, Plätze, Wohnraum) und der lokalen Wirtschaft. Zudem determiniert auch die natürliche Umwelt (z.B. Wasser, Luft, Grünflächen) mit ihren Umweltqualitäten beziehungsweise Umweltbelastungen positiv oder negativ Gesundheit und Krankheit (Barton & Grant, 2006; Claßen & Bunz, 2018, S. 720-722).

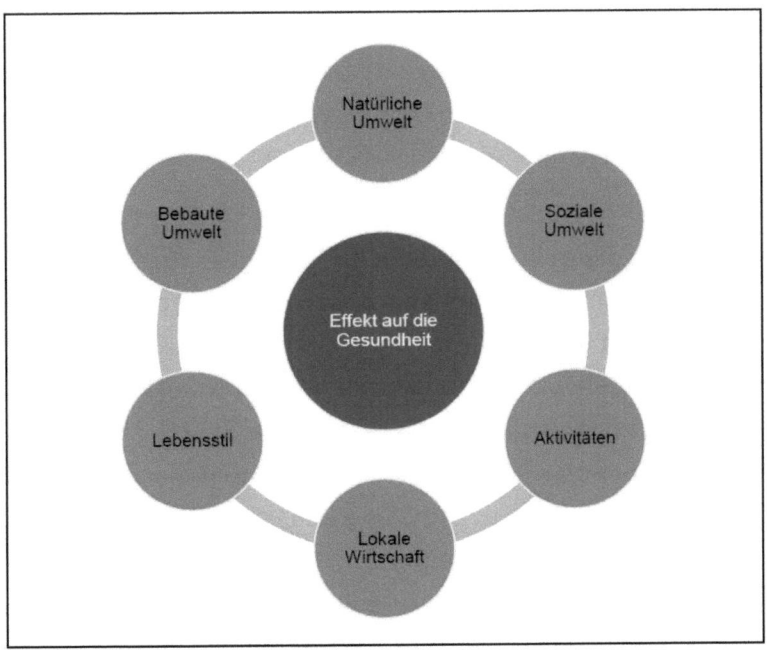

Abbildung 3: Gesundheitsdeterminanten der Lebenswelt im urbanen Raum
(eigene Darstellung; nach Barton & Grant, 2006, S.2)

Dieses Konzept der Gesundheitsdeterminanten gleicht der Auffassung von Galea Sandro, die sich intensiv mit dem Einfluss der Urbanisierung auf die Gesundheit befasst hat. Die wichtigsten städtischen Faktoren, die die Gesundheit beeinflussen werden wie folgt zusammengefasst: Soziale Umwelt, Physische Umwelt und der Zugang zu Gesundheits- und Sozialleistungen (Vlahov & Galea, 2002, S. 1). Hinter den bereits erwähnten Gesundheitsdeterminanten der urbanen Lebenswelt verbergen sich sowohl Chancen als auch Risiken, welche wechselseitig Einfluss auf die Gesundheit nehmen können. Neben den schützenden Faktoren, wie etwa Grünflächen, Sport- und Fitnesseinrichtungen, Facharztpraxen, Kliniken oder soziale Unterstützung, gibt es auch eine Reihe an negativen Einflussfaktoren. Dazu gehören Lärm- und Luftschadstoffe, Kriminalität, hohe Bevölkerungsdichte, Armut, Verkehrsunfälle, Gewalterfahrungen und nicht übertragbare Krankheiten (z.B. Krebs- und Herzkrankheiten).

Die Luftverschmutzung in Städten kostet jährlich rund 1,2 Millionen Menschen auf der Welt das Leben. Ein Mangel an öffentlichen Plätzen oder Sporteinrichtungen kann außerdem zu verminderter körperlicher Aktivität führen, diese wiederum ist ein bedeutender Risikofaktor für sämtliche Zivilisationskrankheiten (Okkels et al., 2018, S. 258; World Health Organization [WHO], 2010a, S. 245-246). Des Weiteren legen Studien nahe, dass die Absenz von Grünflächen in Städten die mentale Gesundheit negativ beeinflusst. (van den Berg, Agnes E, Maas, Verheij & Groenewegen, 2010, S. 1203-1210). Zu weiteren gesundheitlichen Herausforderungen in Großstädten, zählt die soziale Ausgrenzung, verbunden mit der immer größer werdenden Kluft zwischen arm und reich. Urbane Gesundheitsrisiken sind ungleich innerhalb sozialer Gruppen verteilt. Besonders von den Gefahren betroffen sind z.B. Migranten, ethnische Minderheiten oder junge Erwachsene aus einkommensschwachen Familien (OECD, 2015, S. 4-7).

Gleichermaßen diskutiert man, ob das Großstadtleben der seelischen Gesundheit schadet. Der Einfluss der Urbanisierung wird mit einer Zunahme psychischer Leiden assoziiert (Srivastava, 2009, S. 124-125). Eine Vielzahl an Stressoren und Faktoren wie Toxine, Lärmbelästigung, Zerfall der Familien, Einsamkeit, niedriger sozioökonomischer Status und eine geringe soziale Unterstützung sollen negativen Einfluss auf die Psyche der städtischen Bevölkerung haben (Silva, Loureiro & Cardoso, 2016, S. 259; Turan Tayfun M., Besirli., A., 2008, S. 239).

Ferner ziehen Wissenschaftler in Betracht, dass sozialer Stress in Städten einen bedeutenden Risikofaktor für psychische Leiden darstellt (Lederbogen et al., 2013, S. 2).

Im Bezug zu den zahlreichen urbanen Herausforderungen für die Gesundheit hat die WHO das Thema „urbanisation and health" zu Deutsch „Urbanisierung und Gesundheit" anlässlich des Weltgesundheitstages am 07.April.2010 gewählt. Mit dieser Kampagne möchte die Weltgesundheitsorganisation für die Folgen der zunehmenden Urbanisierung auf die Gesundheit weltweit und für jeden Einzelnen sensibilisieren (WHO, 2010b).

# 4 Urbanisierung und Psychische Gesundheit

Abschnitt 4 beschäftigt sich mit dem Status der psychischen Gesundheit in der europäischen Region und fokussiert sich auf den Zusammenhang zwischen der Urbanisierung und dem Auftreten psychischer Erkrankungen. Es wird gezeigt, inwieweit dieser Zusammenhang in den Mittelpunkt der Forschung geraten ist, welche Forschungsgruppen sich gebildet haben, um die Wirkungen der Verstädterung auf die mentale Gesundheit zu untersuchen.

## 4.1 Psychische Gesundheit

Laut der WHO-Definition beschreibt die psychische Gesundheit einen Zustand des Wohlbefindens, in dem eine Person ihre Fähigkeiten ausschöpfen, die normalen Lebensbelastungen bewältigen, produktiv arbeiten und einen Beitrag zu ihrer Gemeinschaft leisten kann. Psychische Störungen im Gegenzug stellen eine Störung der psychischen Gesundheit dar, die oft durch eine Kombination von belastenden Gedanken, Verhaltensweisen und Beziehungen zu anderen gekennzeichnet sind. Beispiele für psychische Erkrankungen sind Depressionen, Angst- und Zwangsstörungen, Verhaltensstörungen, bipolare Störungen, Schizophrenie und Psychosen (WHO, 2019) . Abbildung 5 veranschaulicht welche individuellen als auch äußerlichen Faktoren die seelische Gesundheit bestimmen.

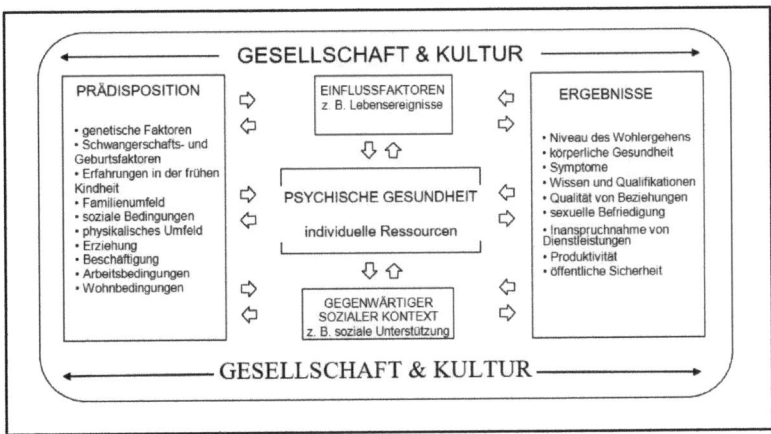

Abbildung 4: Funktionsmodel psychische Gesundheit
(Europäische Kommission, 2015, S.16)

Dazu gehören: biologische (z. B. genetische, geschlechtliche), individuelle (z. B. Kindheitserfahrungen), familiäre und soziale Faktoren (z. B. soziale Unterstützung) sowie wirtschaftliche- und Umweltfaktoren (z. B. sozialer Status und Wohnbedingungen). Ist die seelische Gesundheit beeinträchtigt, so ergeben sich dadurch Konsequenzen. Psychische Erkrankungen beeinflussen nichtübertragbare Krankheiten und werden wiederum von diesen beeinflusst: Sie können für chronische Erkrankungen wie Herz-Kreislauf-Erkrankungen, Diabetes oder Krebs verantwortlich sein. Laut der WHO sterben Menschen mit psychischen Leiden 20 Jahre jünger als die Allgemeinbevölkerung (WHO, 2019). Psychische Störungen belasten jedoch nicht nur das Individuum, sondern sie haben auch erhebliche Auswirkungen auf die Wirtschaft: Die Gesamtkosten aller psychischen Erkrankungen in der EU wurden auf 4 Prozent des BIP – oder auf mehr als 600 Milliarden Euro geschätzt. Damit wird die Bedeutsamkeit dieser Erkrankungen immer noch häufig unterschätzt (OECD & European Comission, 2018, S. 3).

Die psychische Gesundheit ist einer der wichtigsten Ressourcen für den Menschen und ist für Lebensqualität und Wohlbefinden mindestens genauso bedeutsam wie die physische Gesundheit. Daher ist es dringlich, dass sich die Wissenschaft mit der Psychopathologie mentaler Krankheiten beschäftigt, um Handlungsempfehlungen an die Gesundheitspolitik weiterzugeben.

## 4.2 Zahlen und Fakten psychischer Störungen in der europäischen Region

Wie steht es um die psychische Gesundheit der Europäer? Psychische Erkrankungen gewinnen immer mehr an Bedeutung aufgrund der hohen Krankheitshäufigkeiten. Allen voran gehören Depressionen und Angststörungen zu den häufigsten psychischen Störungen in der EU. 2015 schätzte man die Prävalenz psychischer Störungen in allen EU-Mitgliedsländern auf 12 Prozent. In einem Faktenblatt über die Psychische Gesundheit gab die WHO bekannt, dass 2015 insgesamt 44,3 Millionen Menschen an einer Depression und 37,3 Millionen an Angstzuständen erlitten (WHO, 2019). Laut eines veröffentlichten Berichts der Organisation für wirtschaftliche Zusammenarbeit und Entwicklung (OECD) über den Status der Gesundheit der europäischen Bevölkerung mit dem Titel „Health at a Glance: Europe 2018", erkrankten im Jahr 2016 rund 84 Millionen Menschen in den EU-Ländern an psychischen Leiden, an erster Stelle Angststörungen, gefolgt von Depressionen (OECD & European Comission, 2018, S. 21).

In Deutschland ist laut dem BARMER Arztreport aus dem Jahr 2018 jeder vierte junge Erwachsene im Alter von 18 – 25 Jahre von psychischen Störungen betroffen (Szecsenji, 2018, S. 3). Ein Blick auf die Depressionsdiagnosen verrät, dass besonders hierzulande eine deutliche Zunahme an Befunden zu verzeichnen ist. Der Bericht zeigt, dass in den Jahren 2005 bis 2016 die Diagnosen psychischer Erkrankungen bei jungen Erwachsenen um 38 Prozent anstiegen und darunter Depressionen sogar um 72 Prozent. Abbildung 6 verdeutlicht den Anstieg der psychischen Erkrankungen junger Erwachsener.

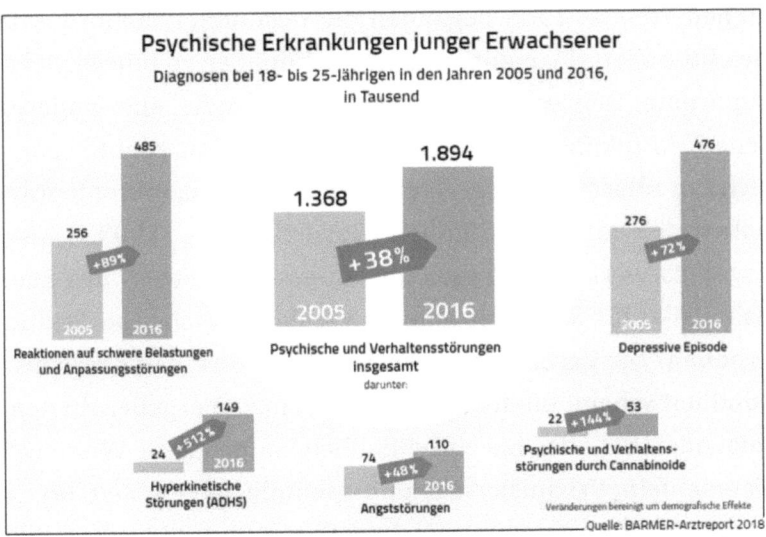

Abbildung 5: Zunahme psychischer Diagnosen Deutschland (Szecsenji, 2018)

Fokussiert man sich darauf, wo psychische Leiden häufiger auftreten, so sind es vor allem städtische Umgebungen (Peen, J. et al., 2010, S. 84). Studien zeigen aber auch, dass die Unterschiede der Krankheitsraten im Stadt-Land-Vergleich innerhalb der EU-Mitgliedländer variieren. In allen Ländern außer Norwegen, Belgien und Italien sind die Raten psychischer Leiden in Städten höher als auf dem Land (Fett et al., 2019, S. 238; Jongsma et al., 2018, S. 40-42).

## 4.3 Urbane mentale Gesundheit im Fokus der Wissenschaft

Bereits im 19. Jahrhundert haben sich Wissenschaftler die Frage gestellt, ob die laute und belebte Umgebung der Stadt in irgendeiner Weise mit dem Auftreten psychischer Krankheiten in Verbindung stehen könnte. 1965 begannen die Gesundheitsbehörden in einem belebten Viertel Londons Fallaufzeichnungen zu führen, bei der Schizophrenie, Depression, bipolare Störung oder eine andere psychische Erkrankung diagnostiziert wurden. 3 Jahrzehnte später stellte sich ein überraschender Trend fest: Die Schizophrenieprävalenzen haben sich nahezu verdoppelt (Boydell, J. et al., 2003, S. 45-47). Das Ergebnis warf viele Fragen auf: Könnte der Stress des Stadtlebens das Risiko für Schizophrenie und andere psychische Erkrankungen erhöhen? Die Verbindung zwischen Stadt, Stress und psychischer Gesundheit scheint offensichtlich einen Sinn zu ergeben. In den darauffolgenden Dekaden bis einschließlich heute hat die Wissenschaft das Themenfeld Urbanisierung und mentale Gesundheit für sich entdeckt. In der epidemiologischen Forschung gibt es viele Anhaltspunkte für den Einfluss urbaner Lebenswelten auf die Entwicklung psychischer Erkrankungen (Lecic-Tosevski, 2019, S. 204-206; Peen, J. et al., 2007, S. 984; Sundquist, K., Frank & Sundquist, 2004, S. 295). So vielfältig die Fragestellungen im Kontext der „Urbanisierung und psychischen Gesundheit" sind, so unterschiedlich sind die methodologischen Wege, um sie zu beantworten. Im Kontext der Urban-Health-Forschung werden 3 verschiedene Verfahren angegeben:

1. Der Stadt-Land-Vergleich
2. Unterschiede zwischen Städten auf nationaler oder interanationaler Ebene

3. Untersuchung der Wirkung von Räumen (z.B. gebaute Umwelt, Nachbarschaften) auf die Gesundheit und Gesundheitsverhalten (Galea, Freudenberg & Vlahov, 2005, S. 1018)

Galea und Kollegen (2005, S. S1) schlagen außerdem vor, die beiden Begriffe Urbanisierung und Urbanität hinsichtlich des Effekts auf die Gesundheit gesondert zu betrachten. Urbanisierung bezieht sich auf die Veränderung der Größe, Dichte und Heterogenität von Städten. Urbanität bezieht sich auf die Auswirkungen des Lebens in städtischen Gebieten zu einem bestimmten Zeitpunkt.

Das Interesse am Einfluss sozialer und ökologischer Zusammenhänge nimmt in der psychiatrischen Forschung stetig zu. Das ist nicht überraschend. Im Allgemeinen werden Verhalten, menschliche Emotionen, Gedanken, Verhaltensweisen und psychopathologische Symptome stark durch ein komplexes Zusammenspiel von Genetik, Erfahrungen und dem aktuellen Umweltkontext bestimmt (Reichert, M. et al., 2016, S. 95). Ein weiteres interessantes Beispiel, inwieweit das Thema Urbanisierung und psychische Gesundheit in der Wissenschaft an Bedeutung gewann, ist die relativ neu entstandene akademische Forschungsgruppe „Neurourbanistik". Dieses interdisziplinäre Team bildete sich vor dem Hintergrund der rasanten Urbanisierung, initiiert durch die Alfred Herrhausen Gesellschaft. Es setzt sich zusammen aus Neurowissenschaftlern, Stadtplanern, Soziologen und Architekten. Sie fokussieren sich auf die Wechselwirkung zwischen Urbanisierung und psychischen Wohlbefinden und wollen mit einer übergreifenden Forschungsperspektive ein besseres Verständnis davon gewinnen, welche Faktoren Stadtstress bewirken kann und wo die gesundheitsförderlichen Gesichtspunkte des urbanen Lebens zu finden sind (Adli, 2017, S. 22-23; Alfred Herrhausen Gesellschaft, n.d). Ferner zielt der Fachkreis darauf ab, Risikopopulationen zum Beispiel Migranten zu identifizieren, die keinen gleichberechtigten Zugang zu dem sogenannten „urban advantage" haben, die jedoch eher Stressfaktoren wie sozialer Isolation ausgesetzt sind (Adli et al., 2017, S. 148). Neurourbanistische Forschung soll dazu beitragen, angemessen und effektiv auf die Herausforderungen einer urbanisierten Welt zu reagieren. Neben dem Gebiet „Neurourbanismus" gibt es viele weitere Forschungsteams, welche das Risiko städtischer Umwelten auf psychiatrische Störungen genauer beobachten. Das geographische Institut Heidelberg forscht mithilfe von erhobenen Geodaten, welche raumbezogenen Faktoren einen denkbaren Einfluss auf die psychische Gesundheit in Abhängigkeit von der Urbanität haben. Sie streben an, mit heterogenen räumlich statistischen Untersuchungen Rückschlüsse auf relevante Umwelteinflüsse (z.B. Lärm, Luftqualität, Grünflächen) und sozioökonomische Faktoren (z.B. Bevölkerungsdichte, Lärm, Kriminalität, Migrations- und Arbeitslosenquote) zu ziehen (Toernros, n.d.). Es können somit Effekte der Risikofaktoren auf die Entwicklung psychischer Erkrankungen dargestellt werden. Der Direktor der Klinik für Psychiatrie und Psychotherapie am Zentralinstitut für Seelische Gesundheit (ZI) in Mannheim, Andreas Meyer-Lindenberg, untersucht in aktuell laufenden Studien systematisch, welche städteplanerischen Faktoren Einfluss auf die seelische Gesundheit haben. Er fokussiert sich insbesondere auf die Interaktion aus sozialem Stress und Urbanität und auf welchen Ebenen sozialer Stress als Risikofaktor für psychische Störungen in städtischen Bevölkerungsgruppen wirkt (Lederbogen et al., 2013, S. 3). Des Weiteren zeigen neurobiologische Untersuchungen, welche Auswirkungen städtischer Stress und soziale Stressoren auf die Hirnaktivität haben. Die Untersuchungen der Hirnforschung haben gezeigt, dass das Großstadtleben Funktionsweise und Strukturen des Gehirns verändern kann (Lederbogen et al., 2011, S. 498-500).

## 4.4 Mit Urbanisierung assoziierte psychische Störungen

Diverse Studien legen nahe, dass das Leben in einer urbanen Umgebung mit einer Zunahme spezifischer psychischer Probleme (Depressionen, Schizophrenie, Angsterkrankungen) assoziiert wird (Sundquist, K. et al., 2004, S. 293; Vassos et al., 2012, 1118-1122). Diese beziehen sich oftmals auf Unterschiede bei den Prävalenzen psychischer Krankheiten zwischen Stadt und Land. In einer niederländischen Metaanalyse fanden Forscher heraus, dass das Erkrankungsrisiko für Gemütsstörungen bei Stadtbewohnern um 39 Prozent höher ist gegenüber Landbewohnern. Für Angststörungen ergab sich eine Zunahme von 21 Prozent und das Risiko für Schizophrenie erhöht sich für Stadtmenschen um das Zweifache. Das Erkrankungsrisiko ist jedoch nicht für alle psychischen Störungen gleichermaßen groß. Interessanterweise fanden sie für Suchterkrankungen keine Unterschiede im Stadt-Land-Vergleich (Peen, J. et al., 2010, S. 91). Adli (2017, S.204) erklärt für diesen Befund, dass Abhängigkeitserkrankungen nicht zur Gruppe der unmittelbaren Stressfolgeerkrankungen gehören. Eine weitere Untersuchung (Dekker, J. et al., 2008) konnte feststellen, dass ein höherer Verstädterungsgrad mit einer höheren 12-Monats-Prävalenz bei fast allen psychiatrischen Erkrankungen mit Ausnahme von Substanzstörungen und psychotischen Störungen einhergeht. Die vorliegende Tabelle verdeutlicht, wie hoch die Unterschiede der Krankheitshäufigkeiten im Bezug zum Grad der Urbanisierung sind.

| | Urbanization Extremely urban N = 1169 | | Very Urban N = 849 | | Urban N = 888 | | Rural N = 661 | | Very Rural N = 614 | | p for trend |
|---|---|---|---|---|---|---|---|---|---|---|---|
| | % | Se | % | Se | % | Se | % | Se | % | Se | |
| any mood disorders | 15.2% (178) | 1.1% | 12.4% (105) | 1.2% | 10.6% (94) | 1.0% | 9.8% (65) | 1.1% | 9.3% (57) | 1.1% | .000 |
| major depressive disorder | 11.1% (130) | 0.9% | 7.7% (65) | 1.0% | 6.9% (61) | 0.8% | 7.5% (50) | 1.0% | 6.8% (42) | 1.0% | .001 |
| any bipolar disorder | 1.2% (14) | 0.3% | 1.2% (10) | 0.4% | 0.5% (4) | 0.2% | 0.5% (3) | 0.3% | 0.3% (2) | 0.2% | - * |
| dysthymia | 4.8% (56) | 0.6% | 5.4% (46) | 0.8% | 4.6% (41) | 0.7% | 3.7% (24) | 0.7% | 3.2% (20) | 0.7% | .047 |
| any anxiety disorders | 16.9% (198) | 1.1% | 12.6% (107) | 1.2% | 14.8% (131) | 1.1% | 14.3% (95) | 1.4% | 12% (74) | 1.3% | .024 |
| social phobia | 2.6% (30) | 0.5% | 2% (17) | 0.5% | 1.5% (13) | 0.4% | 2.5% (17) | 0.6% | 1.1% (7) | 0.4% | .086 |
| any simple phobia | 7.9% (92) | 0.8% | 7.2% (61) | 0.9% | 7.3% (65) | 0.8% | 7.6% (50) | 1.0% | 8.2% (50) | 1.1% | .895 |
| generalized anxiety disorder | 2.1% (25) | 0.4% | 1.3% (11) | 0.4% | 1.5% (13) | 0.4% | 1.3% (9) | 0.4% | 0.9% (6) | 0.4% | .065 |
| obsessive compulsive disorder | 0.9% (11) | 0.3% | 1.1% (9) | 0.4% | 0.8% (7) | 0.3% | 0.4% (3) | 0.3% | 0.1% (1) | 0.1% | - * |
| panic disorder with/without agoraphobia | 2.7% (32) | 0.5% | 2.6% (22) | 0.6% | 2.4% (21) | 0.5% | 2.4% (16) | 0.6% | 1.3% (8) | 0.4% | .098 |
| any somatoform disorder/ syndrome | 13.7% (160) | 1.0% | 13.5% (115) | 1.2% | 9.7% (86) | 1.0% | 8.2% (54) | 1.1% | 7.4% (45) | 1.0% | .000 |
| SSI4.6 | 5.6% (65) | 0.7% | 5.9% (50) | 0.8% | 3.3% (29) | 0.6% | 2.9% (19) | 0.6% | 2.8% (17) | 0.6% | .000 |
| pain disorder | 9.8% (115) | 0.9% | 9.7% (82) | 1.1% | 7.6% (67) | 0.9% | 6.5% (43) | 1.0% | 5.4% (33) | 0.9% | .000 |
| any substance disorder | 5.1% (60) | 0.7% | 3.7% (31) | 0.7% | 3.6% (32) | 0.6% | 4.9% (32) | 0.8% | 5.1% (31) | 0.8% | .920 |
| alcohol abuse or dependence | 4.3% (50) | 0.6% | 3.8% (32) | 0.7% | 3.1% (28) | 0.6% | 4.9% (32) | 0.8% | 4.7% (29) | 0.8% | .556 |
| alcohol dependence | 3.4% (40) | 0.5% | 3.1% (26) | 0.6% | 2.3% (20) | 0.5% | 4.3% (28) | 0.8% | 4% (25) | 0.8% | .386 |
| illicit drug abuse/dependence | 1% (12) | 0.3% | 0.5% (4) | 0.3% | 0.8% (7) | 0.3% | 0.2% (1) | 0.2% | 0.8% (5) | 0.3% | - * |
| possible psychotic disorder | 2.4% (28) | 0.5% | 3.5% (30) | 0.7% | 2.6% (23) | 0.5% | 2.7% (18) | 0.6% | 1.4% (9) | 0.5% | .208 |
| any mental disorder | 36.4% (426) | 1.5% | 31% (263) | 1.7% | 29.4% (261) | 1.5% | 28.3% (187) | 1.7% | 26.6% (163) | 1.7% | .000 |

Tabelle 1: Prävalenzen psychischer Störungen im Stadt-Land-Vergleich (Dekker et. al, 2008)

Wirft man einen Blick darauf, welche psychischen Leiden in der städtischen Bevölkerung häufiger auftreten, so sind es Schizophrenie und psychotische Störungen. Die Assoziation zwischen der Urbanität und erhöhter Inzidenzen von Psychosen wurde in vielen Studien mit unterschiedlichen Forschungsdesigns repliziert (Boydell, J. et al., 2003, S. 45-49; Kelly et al., 2010; Krabbendam & van Os, 2005, S. 795-799; Pedersen, C. Bøcker & Mortensen, 2001, S. 1039-1045).

Die Gesundheitsberichterstattung des Bundes (GBE) beschreibt in ihrem Themenheft das Krankheitsbild der Schizophrenie wie folgt: Schizophrenie ist eine schwere psychische Störung, die durch positive Symptome (Wahnvorstellungen, Halluzinationen, Denkstörungen), negative Symptome (Apathie, Haltungsstereotypen, Sozialer Rückzug) und kognitiven Defizite (Aufmerksamkeit- und Konzentrationsstörungen) gekennzeichnet ist. Weltweit betrifft die Schizophrenie nur ein Prozent der Bevölkerung mindestens einmal im Leben. Sie geht mit erheblichen Beeinträchtigungen der Lebensqualität einher und ist für zehn Prozent der Suizide verantwortlich (Gaebel & Wölwer, 2010, S. 7-8). Zugleich ist bekannt, dass das Auftreten von Schizophrenie und anderen Psychosen international stark variiert. Eine Studie des „European Network of National Schizophrenia Networks Studying Gene-Environment Interactions" (EU-GEI) ermittelte 5 Jahre lang die Unterschiede der Inzidenzen in 16 Regionen Europas. Darunter waren Frankreich, Spanien, Großbritannien, die Niederlande, Großstädte wie Paris und London, aber auch ländliche Gebiete wie Cuenca in Spanien. Jongsma und Kollegen (2018, S.42) fanden heraus, dass die allerhöchsten Inzidenzraten einer ersten psychotischen Episode im südöstlichen Teil der Metropolregion Londons diagnostiziert wurden. Die niedrigsten Raten ergaben sich in Santiago de Compostela und Cuenca in Spanien.

Der niederländische Schizophrenieforscher Jim van Os schätzt, dass rund mehr als 30 Prozent aller Schizophrenieerkrankungen auf eine städtische Umgebung zurückzuführen sind (van Os, J., 2004, S. 287-288). Urbanität soll sogar für das Schizophrenierisiko bei genetisch veranlagten Personen ähnlich relevant sein wie der Konsum von Cannabis (van Os, J., Kenis & Rutten, 2010, S. 204-205). Eine dänische Studie bestätigte, dass für Personen, welche die ersten 15 Jahre in einer Großstadt aufgewachsen sind, das Risiko doppelt so hoch ist, eine Schizophrenie zu entwickeln im Vergleich zur ländlichen Bevölkerung. Es konnte sogar eine Dosis-Wirkungs-Beziehung hergestellt werden: Je mehr Zeit ein Kind in einem urbanen Umfeld verbracht hat, desto höher ist das Risiko für eine Schizophrenie (Pedersen, C. Bøcker & Mortensen, 2001, S. 1043-1044). Bei einer prospektiven Studie aus Irland, die ebenfalls eine Urbanität-Psychose-Assoziation untersuchte, gingen die Ergebnisse mit anderen wissenschaftlichen Befunden konform, dass das Schizophrenierisiko durch eine städtische Geburt und oder dem Aufwachsen in der Stadt besonders starke Auswirkungen auf die Entwicklung von Psychosen hat. Die Studie belegte, dass die Inzidenz von Schizophrenie bei Männern in Städten höher als in ländlichen Gebieten war. Die altersbereinigte Inzidenzrate (IRR) betrug 1,92 (1,52–2,44) bei Männern und 1,34 (1,00–1,80) bei Frauen. Die Forscher äußerten, dass es eine Vielzahl verschiedener Mediatoren für die erhöhten Raten verantwortlich sein könnte, darunter Luftverschmutzung, soziale Isolation und Cannabis. Sie folgerten, dass die Urbanität einen synergistischen Effekt auf die genetische Verwundbarkeit einer Person haben kann (Kelly et al., 2010, S. 75-89). Diese Annahme teilen auch Fett und Krabbendam (2019, S.238) in einer sehr aktuellen systematischen Übersichtsarbeit „psychosis and urbanicity: a review of the recent literature from epidemiology to neurourbanism": Sie vermuten, dass die Urbanität bei Personen mit einer genetischen Vulnerabilität für Psychosen am meisten Schaden anrichten kann. Der Review von Fett und Krabbendam (2019, S. 233-239) fässt allerdings zusammen, dass städtische Umgebungen das Risiko für Psychosen nicht standardmäßig erhöhen, sondern dass ihre Auswirkungen von mehreren Faktoren abhängen. Zum Beispiel kann das Leben in der Stadt Vorteile bieten, wie den Zugang zur Gesundheitsversorgung oder anderer Ressourcen, insbesondere in weniger entwickelten Ländern. Jedoch fehlt hier der Bezug zu Europa. Die Forscher äußern, dass es internationale Unterschiede zur Urbanität-Psychose-Assoziation gibt. Nordeuropäische Untersuchungen belegen einen Zusammenhang durch Urbanitätseffekte, südeuropäische Studien hingegen unterstützen keine Assoziation. Die Zusammenhänge sind heterogen und beruhen auf mehreren Risiko- und Schutzfaktoren, die in verschiedenen ethnischen Gruppen und Ländern unterschiedlich zu wirken scheinen.

Im Hinblick auf die vorgeführten Ergebnisse, ist es wichtig im Auge zu behalten, dass Urbanität selbst als Risikofaktor genannt wurde und mit dem Vorhandensein anderer ungünstiger Faktoren wie Traumata oder ein Migrantenstatus das Entstehen einer Schizophrenie oder Psychose begünstigen könnte (2010, S. 203-206). Zudem darf nicht vergessen werden, dass genetische Faktoren als wichtigste bisher nachgewiesene ätiologische Komponente für das Risiko an Schizophrenie zu erkranken gelten, diese tragen rund 80 Prozent zur Entstehung bei (Gaebel & Wölwer, 2010, S. 13).

Welche Assoziation besteht zwischen Depressionen und einer urbanen Umgebung? Eine Depression ist eine schwere Stimmungsstörung, gekennzeichnet durch anhaltende Symptome von Traurigkeit, Interesselosigkeit, geringes Selbstwertgefühl, Schlafstörungen sowie Konzentrationsschwächen (Wittchen, Frank J., Klose & Ryl L., 2010, S. 9-11) und als solche ist sie vorantreibende Kraft für die allgemeine Krankheitslast (WHO, 2019). Depressive Störungen gehen mit einer erhöhten Sterblichkeit einher und hängen eng mit Suiziden zusammen (Wittchen et al., 2010, S. 24). Nach Peen et. al (2010, S.91) leidet die urbane Bevölkerung in Europa häufiger an Depression im Vergleich zur ländlichen Bevölkerung.

Eine Follow-up-Studie aus Schweden, die insgesamt 4,4 Millionen Menschen der Bevölkerung darunter Frauen und Männer im Alter von 25 bis 64 Jahren, untersuchte, konnte feststellen, dass ein zunehmender Urbanisierungsgrad im Bezug zur Größe Bevölkerungsdichte mit einem erhöhten Depressionsrisiko zusammenhängt. Innerhalb der 3 Jahre gab es 6357 und 4721 Depressionsfälle bei Frauen und Männern. Ferner fassen die Ergebnisse zusammen, dass Depressionen bei alleinstehenden Personen doppelt so häufig vorkamen als bei verheirateten Personen, Migranten gegenüber den Einheimischen häufiger eine Depression erlitten und Bildungsschwache öfter eine Depression entwickelten gegenüber Menschen mit hohen Bildungsniveau (Sundquist, K. et al., 2004, S. 293-297). Dekker und Kollegen (2008) ermittelten deutschlandweit, dass die Prävalenz von Stimmungsstörungen mit (OR = 1,36, 95% KI: 1,14–1,64) in urbanen Gebieten signifikant höher war als in ländlichen. Die Studienergebnisse untermalen zwar die Unterschiede der Prävalenzen von Depressionen im Stadt-Land-Vergleich, jedoch bleiben plausible und kausale Erklärungen, wie es zu den erhöhten Raten kommt, ungeklärt.

Ferner wird diskutiert, ob es eine Beziehung zwischen risikorelevanten Umweltfaktoren darunter Lärm und Depressionen gibt. Lärm könnte ein zusätzlicher Faktor sein, der die Entstehung einer Depression vorantreibt, indem beispielsweise die nächtliche Lärmbelastung eine Schlafstörung verursacht, diese wiederum wirkt sich schlecht auf das mentale Befinden aus. Laut einer Veröffentlichung der WHO sind viele Europäer vermehrten Lärm ausgesetzt und Schlafstörungen sind eine der häufigsten Beschwerden, unter denen die europäische Bevölkerung leidet. Die Belastung kann erhebliche Auswirkungen auf die Gesundheit und die Lebensqualität haben (Theakston, 2011, S. 55). Eine Studie belegt diese Assoziation. Sie kam zu dem Ergebnis, dass diejenigen Studienteilnehmer, die an Straßen mit viel Verkehrslärm wohnten, im Zeitraum von fünf Jahren häufiger depressive Symptome entwickelten, als die, die in vergleichsweise ruhigen Straßen wohnten (Orban et al., 2016, S. 580-582).

Es liegt nahe, dass Menschen in Städten gestresster und damit anfälliger für psychische Störungen sind. Eine vermehrte Exposition gegenüber Toxinen und Lärm könnten ebenso das Erkrankungsrisiko für Depressionen erhöhen. Studien belegen zwar, dass das Depressionsrisiko für die städtische Bevölkerung um 40 Prozent erhöht ist, jedoch ist es noch nicht ausreichend geklärt, welche genauen urbanen Mechanismen die psychischen Prävalenzraten in die Höhe treiben. Meyer-Lindenberg und seine Arbeitsgruppe sehen vor allem soziale Faktoren als die Ursache an: Isolation, sozialer Abstieg und Marginalisierung stellen die wesentlichen Faktoren dar, die das Erkrankungsrisiko erhöhen (Lederbogen & Meyer-Lindenberg, 2015, S.70-73).

# 5 Einfluss urbaner Lebenswelten auf die Entwicklung psychischer Erkrankungen - Erklärungsansätze

Der vorliegende Abschnitt behandelt konkret welchen Einfluss das Großstadtleben im Zuge der zunehmenden Urbanisierung auf Entwicklung psychischer Erkrankungen hat. Epidemiologische Forschungen in Bezug auf städtische Expositionsfaktoren geben interessante Aufschlüsse darüber, inwieweit das Leben in einer urbanen Umgebung die psychische Gesundheit gefährdet oder sie fördert. Die zugrunde liegenden Wirkungsmechanismen werden hinsichtlich der urbanen Risiko- und Schutzfaktoren konkretisiert. Die Ergebnisse der Studien zusammenfassend wiedergegeben und diskutiert.

## 5.1 Überblick – Urbane Expositionsfaktoren

Empirische Erkenntnisse nach Os, Vassos und Boydell deuten darauf hin, dass bestimmte Merkmale des städtischen Umfelds die psychische Gesundheit der Bevölkerung beeinflussen könnten. In Studien werden viele Mediatoren diskutiert, die als mögliche Ursache für das Entstehen psychischer Erkrankungen in Städten gelten. Diese werden in der folgenden Abbildung übersichtlich dargestellt. (Christian Wolf, 2014; Gruebner et al., 2017; Lederbogen et al., 2013; Schofield et al., 2017; Silva et al., 2016; Tost, H. et al., 2019; Turan Tayfun M., Besirli., A., 2008, 2008; van Os, J. et al., 2010; Vlahov & Galea, 2002)

| Schutzfaktoren | Physische Faktoren | Soziale Faktoren | Stressbezogene Faktoren |
|---|---|---|---|
| • Grünflächen | • Lärm | • Niedriger SoS | • Soziale Isolation |
| • Soziales Kapital | • Toxine | • Soziale Fragmentierung | • Hektik |
| • Ethnische Dichte | • Verkehr | • Armut | • Sozialer Stress |
| • Gesundheits- versorgung | • Überbevölkerung | • Kriminalität | • Reizüberflutung |
| | • Unfälle | • Minderheiten- status | |
| | • Gewalt- erfahrungen | • soziale Ausgrenzung | |
| | | • Soziale Isolation | |

Abbildung 6: Übersicht - Urbane Expositionsfaktoren
(eigene Darstellung)

Da es eine beträchtliche Anzahl an Expositionsfaktoren gibt, die in Frage kommen könnten, werden in den folgenden Abschnitten jedoch nicht alle in die Diskussion miteinfließen. Es wurden diejenigen Risiko- und Schutzfaktoren ausgewählt, die plausible Erklärungsansätze liefern oder die den Einfluss des Stadtlebens auf die mentale Gesundheit sowie auf die Entstehung psychischer Erkrankungen sichtbar machen.

## 5.2 Städtische Schutzfaktoren

Die Forschung untersucht nicht nur allein, welche negativen Auswirkungen Expositionen im Sinne von urbanen Risikofaktoren für die Gesundheit bestehen, sondern sie versucht auch aus einer salutogenetischen Perspektive, aufzudecken, welche gesundheitsförderlichen Ressourcen im städtischen Umfeld wirken. Beispiele hierfür sind der Zugang zu Grünflächen, Gewässern und soziales Kapital im Sinne eines Zusammenhalts in der Nachbarschaft. Es ist bekannt, dass urbane Grünräume die mentale Gesundheit positiv beeinflussen können (Claßen & Bunz, 2018, S. 723; Engemann et al., 2019, S. 5188; Tost, H. et al., 2019, S. 1389). Nach den Autoren Claßen und Bunz (2018, S. 720-723) fördern Wald, Bäume, Gewässer und städtische Grünflächen das psychische Wohlbefinden, indem sie zum einen Anreize zur Bewegung schaffen und zum anderen positive Emotionen hervorrufen. Grünräume wirken überdies konzentrationssteigernd und stressreduzierend und sie fördern die soziale Gesundheit durch kollektive Naturerfahrungen sowie sozialen Austausch. Ferner wird ihnen zugeschrieben, die gesundheitlichen Benachteiligungen von Menschen mit niedrigen sozioökonomischen Status zu reduzieren. Eine erst kürzlich in der Fachzeitschrift „Nature Neuroscience" veröffentlichte Studie eines Forscherteams des ZI bewies, dass urbane Grünflächen als schützender Faktor für die seelische Gesundheit angesehen werden können. Tost und Kollegen (2019, S.1389-1393) konnten eine positive Wirkung von Grünflächen feststellen und diese auf die Gehirnfunktion beziehen. Die Forscher äußern, dass besonders die Menschen von dem Effekt profitieren könnten, deren Kapazität vermindert ist, negative Emotionen selbst zu regulieren. Die Studienteilnehmer bewerteten mithilfe einer spezialisierten App ihre Stimmung im Alltag. Diese Daten konnten mit Hilfe von geoinformatischen Methoden nachvollzogen werden. Die von den Probanden zurückgelegten Wegstrecken und den damit verbundenen einsehbaren Grünflächen konnten mit den erhobenen Daten von der Stimmungslage verknüpft werden. In der zweiten Phase der Studie wurden die Versuchspersonen einer funktionellen Magnetresonanztomographie (fMRT) unterzogen. Mithilfe dieser Methode werden die neuronalen Mechanismen von Risikofaktoren für stressbedingte Erkrankungen untersucht.

Eine weitere urbane Ressource für die psychische Gesundheit, ist das soziale Kapital (Bertotti et al., 2013, S. 3-7). Hierbei geht es um die in der Nachbarschaft erlebte soziale Unterstützung oder den Zusammenhalt. Studien beleuchten, dass einschließlich der Untersuchung der Anzahl der Single-Haushalte und der Verlust der Familie, Menschen in Nachbarschaften mit einem stärkeren Zusammenhalt weniger anfällig für Angstzustände und Depressionen sind. Soziales Kapital in der Nachbarschaft kann vor allem als ein Schutzfaktor vor Schizophrenien angesehen werden (Allardyce, J. & Boydell, 2006, S. 294). Zu dieser Erkenntnis kamen auch Silva und Cardosa. Gefühle der Verbundenheit, Zugehörigkeit und gemeinsam geteilte Werte in der Nachbarschaft gehen mit einem geringeren Risiko für psychische Leiden einher (Silva et al., 2016, S. 278). Ein gutes soziales Netz, Gemeinschaftliche Aktivitäten, gegenseitige Hilfe und ein generell positiv wahrgenommenes Bild der Nachbarschaft können förderlich für die psychische Gesundheit sein.

## 5.3 Soziale und sozioökonomische Umweltrisikofaktoren

Verschiedene soziale und ökonomische Mechanismen könnten für die Verbindung zwischen Urbanität und psychischer Erkrankungen verantwortlich sein. Soziale Risikofaktoren für psychische Störungen in Städten umfassen folgende Dimensionen:

- Familienstruktur (z.B. Alleinleben)
- Niedriger sozioökonomischer Status (z.B. Bildungsniveau, Einkommen)
- Niedriges Sozialkapital (im Hinblick auf soziale Unterstützung, soziale Kohäsion)

- Soziale Segregation (z.B. die wahrgenommene Zugehörigkeit zu einer bestimmten Minderheit oder ethnischen Gruppe) (Allardyce, J. & Boydell, 2006, S. 592-593; Gruebner et al., 2017, S. 122)

Die Relevanz sozialer Faktoren für die psychische Gesundheit ist empirisch gut belegt. Besonders Faktoren wie mangelnde soziale Unterstützung, Alleinleben, niedriger SoS und wahrgenommene Diskriminierung ergeben einen signifikanten Zusammenhang mit schlechter psychischer Gesundheit (Silva et al., 2016, S. 259). Innerstädtische Analysen hinsichtlich der Wohngegend beziehungsweise die Nachbarschaft, ermöglichen es zu bewerten, ob bestimmte Merkmale einer lokalen urbanen Umgebung mit psychopathologischen Zuständen zusammenhängen. Die Übersichtsarbeiten von Jane Boydell (2006) und Manuela Silva (2016) geben einen guten Überblick über die Beziehung zwischen Sozialfaktoren in der Stadt und dem Vorkommen psychischer Erkrankungen. Ein niedriger SoS, bezogen auf die Faktoren schwaches Einkommen und schwaches Bildungsniveau, ist ein relevanter Mediator für psychische Störungen. So ist das Leben in einem ärmeren oder sozial benachteiligten Stadtteil mit einem höheren Risiko für Schizophrenie und Depressionen verbunden (Rapp, Kluge et al., 2015, S. 249-250). Eine weitere Übersichtsarbeit mit dem Titel „cities and mental health" fasst zusammen, dass es in der Forschung zwar nachweisbare Effekte sozialer städtischer Risikofaktoren auf psychische Erkrankungen gibt, jedoch Korrelationen keine Kausalerklärungen sind (Gruebner et al., 2017). Armut und das Leben in benachteiligten Stadtvierteln können eine schlechtere psychische Gesundheit hervorrufen, eine Beeinträchtigung der seelischen

Gesundheit könnte aber genauso gut die Armut zu Folge haben, hier wirkt der Zusammenhang sozusagen in die umgedrehte Richtung. Nimmt man den Faktor Migration oder die Zugehörigkeit zu einer bestimmten ethnischen Minderheit ins Blickfeld, so deuten Studienergebnisse darauf hin, dass die in Folge der Migration wahrgenommene Exklusion oder Diskriminierung die Entwicklung einer Schizophrenie begünstigen könne. Einige Untersuchungen zeigten, dass Migranten oder ethnische Minderheiten höhere psychotische Prävalenzen haben als die einheimische Bevölkerung (Boydell, J. et al., 2001, S. 1136-1138; Schofield et al., 2017, S. 82-86; Veling et al., 2008, S. 68-71). Ergebnisse aus der Studie von Schofield und Kollegen (2017, S. 82-85) implizieren, dass geringe ethnische Dichte das Risiko an einer Psychose zu erkranken erhöht. Unter geringer ethnischer Dichte versteht man das Phänomen, wenn sich wenige Menschen gleicher Herkunft in derselben Nachbarschaft aufhalten. Somit treten in einigen Gruppen Urbanität-Psychose-Assoziationen auf, wenn die ethnische Dichte gering ist. Ferner fand eine representative Studie bei einer türkischstämmigen Bevölkerung in zwei innerstädtischen Bezirken Berlins (Moabit, Wedding) heraus, dass die erlebte Armut in der Nachbarschaft die eigene psychische Gesundheit sogar stärker beeinträchtigen kann als ein niedriges Einkommen oder ein Migrationshintergrund (Rapp, Kluge et al., 2015, S. 249-250). Die Befunde verdeutlichen, dass schwierige wirtschaftliche Verhältnisse in der umgebenden sozialen Lebenswelt zu einer kaum beeinflussbaren Bedrohung für das Individuum werden.

Die hier aufgeführten Studien legen nahe, dass die soziale Lage in Städten für die psychische Gesundheit entscheidend ist. Das Bild der Nachbarschaft spielt eine wesentliche Rolle dabei, ob sie das Risiko für psychische Leiden wie beispielsweise Schizophrenie erhöht oder nicht. Besonders für Menschen mit Migrationshintergrund ist die ethnische Zusammensetzung der Nachbarschaft relevant. Es gibt nämlich Hinweise darauf, dass das Leben in einem Gebiet mit höherer ethnischer Dichte den sozialen Stress durch eine verbesserte soziale Unterstützung und den Zugang zu sozialem Kapital verringern kann, was wiederum als Puffer gegen Diskriminierung angesehen werden kann (Schofield et al., 2017, S. 85).

Es kann gefolgert werden, dass die urbane Umgebung für Menschen, die unter ungünstigen sozialen Bedingungen aufwachsen, einen Stressor darzustellen scheint, der die Manifestation von psychischen Störungen, insbesondere Schizophrenie begünstigt. Daraus ist anzunehmen, dass der vermeintlich zugrundeliegende Schlüsselreiz in der Präsenz einer sozialen belastenden Umgebung zu finden ist.

## 5.4 Physische Risikofaktoren

Einen ähnlichen Einfluss auf die psychische Gesundheit hat auch die physische urbane Lebensumwelt. Dies bestätigt die selektive Literaturarbeit von Gruebner und Kollegen (2017, S. 124-125). Physische Umweltrisikofaktoren in Städten kennzeichnen sich aus durch erhöhte Raten der Schadstoffbelastung von Luft und Wasser, Lärmbelästigung, unter anderem durch den Verkehr und städtebauliche Besonderheiten wie hohe Gebäude, die als bedrückend empfunden werden. Diese Faktoren tragen zu einer höheren Stressexposition bei, was sich negativ auf die psychische Gesundheit auswirken kann. So zeigten entsprechende Untersuchungen, dass Nachtlicht, Toxine sowie die Lärmbelästigung in urbanen Gebieten einen erheblichen Einfluss auf die psychische Gesundheit der städtischen Bevölkerung haben. Argumentiert wird, dass störender Lärm, verursacht durch den Verkehr oder die laute Nachbarschaft, die Konzentration beeinträchtigt, zu Schlafstörungen führt oder aufgrund seiner Höhe und Frequenz als unangenehm empfunden wird. Eine Studie aus Deutschland bestätigt, dass die vermehrte Exposition von Verkehrslärm mit einem erhöhten Depressionsrisiko zusammenhängt. Allerdings deuten die Wissenschaftler darauf hin, dass Lärm ein zusätzlicher Faktor ist, der das Risiko einer Depression vorantreibt (Orban et al., 2016, S. 578-585). Ferner halten Forscher in der Studie „Large-Analysis and Review of European housing and health Status" (LARES) fest, dass Erwachsene, die chronischen Lärm ausgesetzt sind und diesen als stressig und unangenehm empfinden, kardiovaskulär und depressiv zu erkranken drohen. Vermutlich entsteht dieser Effekt aus einer neurologischen und psychosomatischen Stressreaktionen (Niemann et al., 2006, S. 63-79).

Zusammenfassend fällt die Datenlage über den Einfluss von physischen Umweltrisikofaktoren auf die seelische Gesundheit sehr klein aus, insbesondere in der EU. Es gibt wenig plausible Erklärungen dafür, inwieweit physische Expositionsfaktoren einen Einfluss auf das Entstehen psychischer Leiden nehmen. Zudem gibt es keinen Faktor, der allein als Ursache für die Entwicklung einer Depression oder Schizophrenie angesehen werden kann. Es ist daher wichtig, diese Elemente nicht isoliert voneinander zu betrachten, sondern zu erfassen, wie sie interagieren und psychische Störungen verursachen.

## 5.5 Sozialer Stress

Städte können Stress verursachen, doch worin genau besteht der spezifische „Stadtstress"? Ein weiterer Erklärungsansatz für die in Städten erhöhten Raten psychischer Erkrankungen ist der Einfluss von Stress, im Blickpunkt steht dabei vor allem der soziale Stress. Viele Forscher befürworten die Hypothese, dass das städtische Leben zu einer erhöhten Belastung durch sozialen Stress führe. Dieser Faktor wurde als eine der stärksten Ursachen für die Entwicklung von mentalen Krankheiten anerkannt (Lederbogen et al., 2013, S. 2), da es ausreichend belegt ist, dass hohe soziale Dichte und Enge zu extremen Stresserleben, Verhaltensänderungen und Krankheiten führen können. Diese Beobachtung gilt sogar für fast alle Spezies, von Insekten, Primaten bis hin zum Menschen (Alvarado, Lenkov, Williams & Fernald, 2015, S. 1-8; Lin et al., 2015, S. 1-11; Proudfoot & Habing, 2015, S. 15-21). Ein spezifisches Merkmal des pathogenen städtischen Stresses, scheint die Gleichzeitigkeit von sozialer Dichte und sozialer Isolation zu sein. Wenn diese beiden Elemente zusammentreffen, so sagt der Stressforscher Mazda Adli, entsteht eine „toxische Mischung", (Christian Wolf, 2014, S. 41), die im Zusammenspiel mit individuellen Risikofaktoren, wie zum Beispiel einer genetischen Veranlagung für eine Krankheit, soziodemografischen Faktoren, einschließlich Alter, Armut und Migrationsstatus, das Erkrankungsrisiko erhöhen. Wer der Dichte der Großstadt ausgesetzt ist und sie nur schwer kontrollieren kann und gleichzeitig die Erfahrung von sozialer Exklusion und Isoliertheit macht, dem setzt Stadtleben zu. Große soziale Unterschiede und schlechte Wohnbedingungen potenzieren diesen Effekt vermutlich noch (Adli et al., 2017, S. 184). Diese Situation lässt sich anhand eines aktuellen Beispiels verstehen:

Städte in ganz Europa werden in letzten Jahren zunehmend von Flüchtlingen bewohnt. Dort, wo die Integration verfehlt, leben geflüchtete Menschen oft unter prekären Lebensbedingungen zusammen, wie etwa auf engem Wohnraum und ohne Aussicht auf soziale Unterstützung. Die meisten von ihnen sind durch Kriegserlebnisse traumatisiert, während sie gleichzeitig mit sprachlichen und kulturellen Hindernissen zu kämpfen haben, die sie vom sozialen Umfeld in der neuen Stadt isolieren. Sie haben kaum die Möglichkeit, sich diesen Stressoren zu entziehen. Hinzu kommt der Faktor Armut, durch den viele Flüchtlinge kaum Zugang zu den urbanen Vorzügen erhalten. Die Gleichzeitigkeit von sozialer Dichte und Isolation führe dann zu chronischen Stress, welcher nachgewiesenermaßen gesundheitsrelevant ist. Bleibt eine Integration oder das Erleben von sozialer Kohäsion aus, so kann ein psychisches Leiden unter diesen Umständen leichter zum Tragen kommen (Adli et al., 2017, S. 184; Adli, 2017, S. 51; Christian Wolf, 2014, S. 41).

Wie sich die Reaktion auf soziale Stressfaktoren bei Stadtbewohnern im Vergleich zu Landbewohnern verändert, das hat ein Experiment aus dem Mannheimer Zentralinstitut für Seelische Gesundheit unter der Leitung von Andres Meyer-Lindenberg ermittelt, welches die Auswirkungen der Verstädterung auf die Hirntätigkeit untersuchte. Dabei konnte durch eine funktionelle Kernspintomographie die Interaktion aus sozialem Stress und Urbanität in eindrucksvoller Weise wiedergegeben werden. Die Probanden wurden in drei Versuchsgruppen unterteilt: Großstädter, Kleinstädter und Landbewohner. Die Versuchsteilnehmer und Teilnehmerinnen mussten sich einem sozialen Stresstest, und zwar dem Lösen schwieriger Mathematikaufgaben unter Zeitdruck unterziehen, während die Wissenschaftler sie permanent mit negativem Feedback einschüchterten. Gleichzeitig wurde die Hirnaktivität der Amygdala mit bildgebenden Verfahren veranschaulicht. Die Amygdala spielt für die Stressverarbeitung eine zentrale Rolle und eine erhöhte Aktivität dieser wird mit Depression und Angsterkrankungen in Verbindung gebracht. Die Ergebnisse des Experiments zeigten, dass die genannte Hirnregion bei den urbanen Populationen aktiver war als die der ländlichen Probanden. Die Größe der Stadtumgebung beeinflusst folglich, wie stark das Gehirn in Stresssituationen antwortet. Somit folgern die Autoren, dass Großstädter gegenüber Landbewohnern unterschiedlich auf Stress reagieren (Lederbogen et al., 2011, S. 498-500; Meyer-Lindenberg, A., 2012, S. 52-54). Dass auch Hirnregionen von Immigranten eine andere Stressverarbeitung aufweisen, wenn sie sozialen Stressoren ausgesetzt werden, konnten die Forscher in einer weiteren Studie bestätigen. Hier wurden signifikante Korrelationen bei ethnischen Minderheiten zwischen der wahrgenommenen Diskriminierung und der Aktivierung des anterioren Zingulum gefunden (Akdeniz et al., 2014, S. 672-677).

Die Befunde der Studien sind von großer Bedeutung, da sie erstmalig Beweise liefern, wie sich stressreiche Erfahrungen in Städten auf die Psyche des Individuums im Einzelnen auswirken. Sie deuten sie auf einen Kausalzusammenhang hin, nämlich zwischen sozialen Stressoren und der Urbanität und außerdem wird auf einen Hirnmechanismus hingewiesen, der bei der Vermittlung des erhöhten Krankheitsrisikos beteiligt sei (Lederbogen & Meyer-Lindenberg, 2015, S. 73). Wie der Autor Meyer-Lindenberg impliziert: „Wir müssen davon ausgehen, dass die Stadtumgebung tatsächlich die Ursache der beobachteten Erkrankungen darstellt. Alternative Erklärungen, wie beispielsweise die, dass Ballungszentren auf Menschen mit einem erhöhten Risiko für psychische Erkrankungen besonders anziehend wirken, sogenannte Drift-Hypothesen, sind nämlich inzwischen weitgehend ausgeschlossen." (Meyer-Lindenberg, A., 2013, S. 3)

Der neurobiologische Effekt von sozialem Stress in der Stadt scheint zunächst eindrucksvoll zu beweisen, dass Stadtmenschen anfälliger für psychische Erkrankungen sein dürften. Allerdings steht es noch offen, ob Bewohner von Städten im Gegensatz zur ländlichen Bevölkerung tatsächlich vermehrten sozialen Stressoren ausgesetzt sind. Die Autoren der Studie verweisen zwar auf einen kausalen Zusammenhang, jedoch ist es allein schon aufgrund des Studiendesigns (Querschnittsstudie) und der kleinen Stichprobe, fraglich auf einen ursächlichen Zusammenhang zu schließen. Es wurde lediglich untersucht, wie Menschen auf sozialen Stress reagierten. Daher lässt sich auch nicht anhand dieser Studie genau festmachen, wie das Stadtleben einen direkten Einfluss auf die Entwicklung psychischer Störungen ausübt. In dem erst kürzlich verfassten Buch „Stress and the city", äußert sich der Autor Mazda Adli wie folgt: „Die Wissenschaft hat erst in den letzten Jahren das Themenfeld „Stress und Stadt" für sich entdeckt. Es gibt deshalb viel zu wenig gesichertes Wissen darüber was der seelischen Gesundheit und dem psychischen Wohlbefinden von Menschen in der Stadt dient und was nicht und wie die Risikopopulationen in der Stadt beschaffen sind, um die es sich in erster Linie zu kümmern gilt" (Adli, 2017, S. 22).

# 6 Handlungsempfehlungen

Vor dem Hintergrund, dass Städte eine erhöhte psychiatrische Morbidität aufweisen, ist es von zentraler Bedeutung geeignete Ansätze für eine gesunde Stadtplanung zu gestalten. Entscheidungsträger der Politik, einschließlich die Stadtplanung sollten für das Thema Gesundheit im öffentlichen Raum sensibilisiert werden. Eine moderne Stadtplanung, die sich neuester wissenschaftlicher Erkenntnisse bedient, sollte darauf abzielen, den urbanen Raum mit gesundheitsförderlichen Ressourcen auszustatten, somit könnten die Risikofaktoren zumindest um einen geringen Teil reduziert werden. Der städtische Lebensraum sollte positiv gestaltet werden, damit die seelische Gesundheit der Bevölkerung gestärkt wird. Entscheidend wird hierbei sein, die äußeren Bedingungen dahingehend zu verändern, dass sowohl Umweltrisikofaktoren (zum Beispiel Lärm, Wohnungsnot) als auch soziale Faktoren (zum Beispiel Ausgrenzung, vermehrte Armut im Viertel) eingedämmt oder vermieden werden. Man sollte sich ebenso darauf konzentrieren, soziale Ressourcen auszubauen, indem begegnungsfreundliche sowie partizipative Einrichtungen bereitgestellt werden. Grünflächen ermöglichen nicht nur das psychische Wohlbefinden zu fördern, sondern sie schaffen auch Raum für sozialen Austausch.

Die folgende Abbildung leitet aus den Ergebnissen dieser Forschungsarbeit präventive und stadtplanerische Handlungsansätze ab, die für die psychische Gesundheit von Stadtbewohnern förderlich sein können.

Handlungsempfehlungen

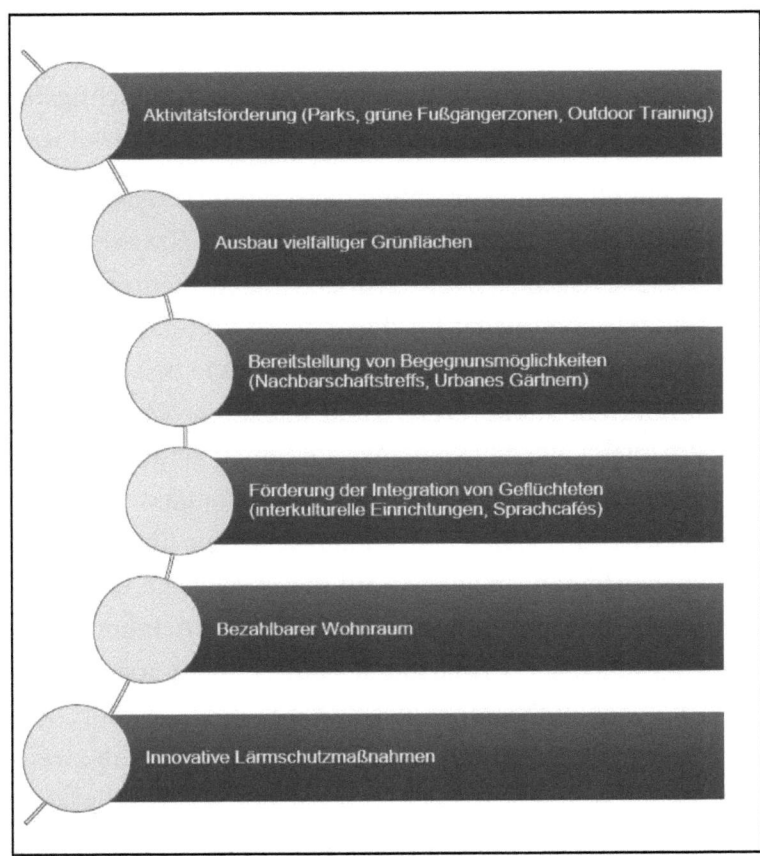

Abbildung 7: Übersicht der Handlungsempfehlungen
(eigene Darstellung)

# 7 Abschlussdiskussion

Dieser Abschnitt gibt eine Zusammenfassung der wichtigsten Ergebnisse und gibt Vorschläge für künftige Forschungsvorhaben.

Die epidemiologische Forschung der letzten Dekaden hat bewiesen, dass das Erkrankungsrisiko für stressbedingte Krankheiten darunter schizophrene Psychosen und Depressionen in Städten erhöht ist. Dieser Effekt wird deutlicher für die in der Stadt Geborenen und Aufgewachsenen sowie für Risikopopulationen wie beispielsweise ethnische Minderheiten oder von Armut betroffene Menschen. Für Substanzstörungen wurden keine Assoziationen gefunden. Darüber hinaus wurde die Urbanität mehrfach als Risikofaktor für psychische Störungen beschrieben. Viele Studien berichten über einen negativen Effekt der urbanen Umgebung auf die psychische Gesundheit. Dennoch waren die Forschungsergebnisse meist uneinheitlich, aufgrund von geographischen Disparitäten, sodass man vorsichtig dabei sein sollte, die Urbanitätseffekte für alle EU-Länder gleichermaßen zu interpretieren. Viele Autoren bestätigten Korrelationen zwischen den erhobenen Variablen (Urbanität, Ethnische Dichte, Migration, Sozioökonomischer Status) und psychischen Leiden, jedoch gelingt es keiner Studie eine Kausalbeziehung herzuleiten. Gleichermaßen darf nicht vergessen werden, dass das städtische Leben eine Reihe an Vorzügen zu bieten hat, wie der Zugang zu psychiatrischen Leistungen, Grünflächen und soziale Ressourcen, welche tendenziell auch die psychische Gesundheit verbessern können. Es kann somit festgehalten werden, dass das Leben in europäischen Städten ein Risiko darstellt, eine psychische Krankheit zu entwickeln, jedoch der Faktor Urbanität nicht allein für das Entstehen verantwortlich sein kann. Städtisches Leben kann verschiedene Auswirkungen auf die geistige

Gesundheit haben und besonders stark scheinen soziale Stressoren zu wirken. Da eine Vielzahl von urbanen Schutz- und Risikofaktoren interagiert, ist es nicht leicht, die wirkliche Ursache zu finden, die die erhöhten Prävalenzraten psychischer Leiden in Städten erklärt. Zudem hängt es auch immer stark von den individuellen Ressourcen einer Person ab, ob eine psychische Störung ausbricht oder nicht. Die Wissenschaft darf sich nicht allein auf Umweltfaktoren beziehen, sondern sie sollte innerhalb dieses Forschungsgegenstands berücksichtigen, dass Städte komplexe Systeme sind. Besonders die Heterogenität und Diversität von Stadtvierteln, Städten und sozial-ökologischer Ressourcen ist so groß, dass eine einseitige Betrachtung der Umweltvariablen nicht ausreichend ist. Vielmehr sollte ein vertieftes Wissen über die Wechselwirkung der Stressoren gewonnen werden und auf die Individualität eines jeden Stadtbildes bezogen werden.

Daher bedarf es vielen weiteren Langzeitstudien, die sich auf ländliche, städtische und innerstädtische Einflussfaktoren sowie die regionale Verteilung psychischer Erkrankungen konzentrieren. Zudem sollte ein besonderer Fokus auf soziale Ressourcen sowie soziale Stressoren gelegt werden, da sie laut der Wissenschaft einen erheblichen Einfluss auf die Psyche des Menschen ausüben. Aufgrund der komplexen Wirkungszusammenhänge der Faktoren (sozial, wirtschaftlich, ökologisch) und deren unterschiedliche Interaktionen, ist die Wissenschaft noch nicht so weit, das städtische Risiko in Bezug auf Inzidenz, Prävalenz und Entwicklung psychischer Leiden ausreichend zu verstehen, um diese auf ursächliche kausale Beziehungen herunterzubrechen. Städte sind ein komplexes Gefüge aus physikalischen und biologischen Umwelten sowie sozialen Interaktionen.

Diese Arbeit untermalt die Notwendigkeit, dass sich globale und multidisziplinäre Forschungsgruppen zusammenschließen sollten, bestehend aus Experten der Epidemiologie, Neurowissenschaften, Psychologie, Architektur, Soziologie und Stadtplanung. Die komplexen Wirkungsmechanismen lassen sich nur erklären, wenn in der Forschung interdisziplinäre Bezüge herangezogen werden. Das Forschungsfeld Neurourbanismus kann hier als gutes Beispiel gesehen werden. Sobald die Wissenschaft nachvollziehen kann, welche ursächlichen Mechanismen in Städten wirken, könnte das gesundheitsfördernde Potential von Städten soweit ausgeschöpft werden, damit erst recht keine seelischen Leiden mehr entstehen.

# Literaturverzeichnis

Adli, M. (2017). *Stress and the City. Warum Städte uns krank machen. Und warum sie trotzdem gut für uns sind* (1. Auflage). München: C. Bertelsmann.

Adli, M., Berger, M., Brakemeier, E.-L., Engel, L., Fingerhut, J., Gomez-Carrillo, A. et al. (2017). Neurourbanism: towards a new discipline. *The Lancet Psychiatry, 4* (3), 183-185.

Akdeniz, C., Tost, H., Streit, F., Haddad, L., Wust, S., Schafer, A. et al. (2014). Neuroimaging evidence for a role of neural social stress processing in ethnic minority-associated environmental risk. *JAMA psychiatry, 71* (6), 672-680.

Alfred Herrhausen Gesellschaft. (n.d). *Neurourbanistik.* Zugriff am 10.08.2019. Verfügbar unter https://www.alfred-herrhausen-gesellschaft.de/de/neurourbanistik.htm

Allardyce, J. & Boydell, J. (2006). Review: the wider social environment and schizophrenia. *Schizophrenia bulletin, 32* (4), 592-598.

Alvarado, S. G., Lenkov, K., Williams, B. & Fernald, R. D. (2015). Social Crowding during Development Causes Changes in GnRH1 DNA Methylation. *PloS one, 10* (10).

Barton, H. & Grant, M. (2006). A health map for the local human habitat. *Journal of the Royal Society for the Promotion of Health, 126* (6), 252-253.

Berlin-Institut für Bevölkerung und Entwicklung. *Urbanisierung.* Zugriff am 03.08.2019. Verfügbar unter https://www.berlin-institut.org/online-handbuchdemografie/bevoelkerungsdynamik/auswirkungen/urbanisierung.html

Bertelsmannstiftung. (2019). *Armut ist in Deutschland vor allem ein Problem in den Großstädten.* Zugriff am 03.09.2019. Verfügbar unter https://www.bertelsmann-stiftung.de/de/themen/aktuelle-meldungen/2019/april/armut-ist-in-deutschland-vor-allem-ein-problem-in-den-grossstaedten/

Bertotti, M., Watts, P., Netuveli, G., Yu, G., Schmidt, E., Tobi, P. et al. (2013). Types of social capital and mental disorder in deprived urban areas: a multilevel study of 40 disadvantaged London neighbourhoods. *PloS one, 8* (12), e80127.

Birgit Niesing. (2012). Die Zukunft der Stadt. *weiter.vorn Das Fraunhofer-Magazin* (4), 9-13.

Boydell, J., van Os, J., Lambri, M., Castle, D., Allardyce, J., McCreadie, R. G. et al. (2003). Incidence of schizophrenia in south-east London between 1965 and 1997. *The British journal of psychiatry : the journal of mental science, 182,* 45-49.

Boydell, J., van Os, J., McKenzie, K., Allardyce, J., Goel, R., McCreadie, R. G. et al. (2001). Incidence of schizophrenia in ethnic minorities in London: ecological study into interactions with environment. *BMJ (Clinical research ed.), 323* (7325), 1336-1338.

Bundeszentrale für politische Bildung. (2007). *Mega-Urbanisierung: Chancen und Risiken.* Zugriff am 03.08.2019. Verfügbar unter http://www.bpb.de/internationales/weltweit/megastaedte/64706/urbanisierung-chancen-und-risiken?p=1

Christian Wolf. (2014). Urbane Seelenpein. Wie die Stadt uns krank macht. *Psychologie Heute,* 38-42. Verfügbar unter https://www.fliedner.de/de/seelische_gesundheit/fliedner_klinik_berlin/urbane_seelenpein.pdf

Claßen, T. (Hrsg.). (2016). *Landschaft, Identität und Gesundheit.* Wiesbaden: Springer Fachmedien Wiesbaden.

Claßen, T. & Bunz, M. (2018). Einfluss von Naturräumen auf die Gesundheit – Evidenzlage und Konsequenzen für Wissenschaft und Praxis. *Bundesgesundheitsblatt - Gesundheitsforschung - Gesundheitsschutz, 61* (6), 720-728. Verfügbar unter https://doi.org/10.1007/s00103-018-2744-9

Dekker, J., Peen, J., Koelen, J., Smit, F. & Schoevers, R. (2008). Psychiatric disorders and urbanization in Germany. *BMC public health, 8,* 17.

Engemann, K., Pedersen, C. B., Arge, L., Tsirogiannis, C., Mortensen, P. B. & Svenning, J.-C. (2019). Residential green space in childhood is associated with lower risk of psychiatric disorders from adolescence into adulthood. *Proceedings of the National Academy of Sciences, 116* (11), 5188-5193. Verfügbar unter https://www.pnas.org/content/pnas/116/11/5188.full.pdf

Fett, A.-K. J., Lemmers-Jansen, I. L. J. & Krabbendam, L. (2019). Psychosis and urbanicity: a review of the recent literature from epidemiology to neurourbanism. *Current opinion in psychiatry, 32* (3), 232-241.

Gaebel, W. & Wölwer, W. (2010). *Themenheft 50 "Schizophrenie"* (rki) (Robert Koch-Institut, Hrsg.). Verfügbar unter https://e-doc.rki.de/bitstream/176904/3229/1/24hvc8L2sxURA.pdf

Galea, S., Freudenberg, N. & Vlahov, D. (2005). Cities and population health. *Social science & medicine (1982), 60* (5), 1017-1033.

Groenewegen, P. P., Berg, Agnes E van den, Vries, S. de & Verheij, R. A. (2006). Vitamin G: effects of green space on health, well-being, and social safety. *BMC Public Health, 6* (1), 1-9. Verfügbar unter https://bmcpublichealth.biomedcentral.com/track/pdf/10.1186/1471-2458-6-149

Gruebner, O., Rapp, M. A., Adli, M., Kluge, U., Galea, S. & Heinz, A. (2017). Cities and Mental Health. *Deutsches Arzteblatt international, 114* (8), 121-127.

Haddad, L., Schäfer, A., Streit, F., Lederbogen, F., Grimm, O., Wüst, S. et al. (2015). Brain structure correlates of urban upbringing, an environmental risk factor for schizophrenia. *Schizophrenia bulletin, 41* (1), 115-122.

Jongsma, H. E., Gayer-Anderson, C., Lasalvia, A., Quattrone, D., Mulè, A., Szöke, A. et al. (2018). Treated Incidence of Psychotic Disorders in the Multinational EU-GEI Study. *JAMA psychiatry, 75* (1), 36-46.

Kelly, B. D., O'Callaghan, E., Waddington, J. L., Feeney, L., Browne, S., Scully, P. J. et al. (2010). Schizophrenia and the city: A review of literature and prospective study of psychosis and urbanicity in Ireland. *Schizophrenia research, 116* (1), 75-89.

Krabbendam, L. & van Os, J. (2005). Schizophrenia and urbanicity: a major environmental influence--conditional on genetic risk. *Schizophrenia bulletin, 31* (4), 795-799.

Lecic-Tosevski, D. (2019). Is urban living good for mental health? *Current opinion in psychiatry, 32* (3), 204-209.

Lederbogen, F., Haddad, L. & Meyer-Lindenberg, A. (2013). Urban social stress - risk factor for mental disorders. The case of schizophrenia. *Environmental pollution (Barking, Essex : 1987), 183,* 2-6.

Lederbogen, F., Kirsch, P., Haddad, L., Streit, F., Tost, H., Schuch, P. et al. (2011). City living and urban upbringing affect neural social stress processing in humans. *Nature, 474* (7352), 498-501.

Lederbogen, F. & Meyer-Lindenberg, A. (2015). Macht Stadtleben krank? *MMW - Fortschritte der Medizin, 157* (21), 70-74. Verfügbar unter https://doi.org/10.1007/s15006-015-7623-9

Lin, E.-J. D., Sun, M., Choi, E., Magee, D., Stets, C. & During, M. J. (2015). Social overcrowding as a chronic stress model that increases adiposity in mice. *Psychoneuroendocrinology, 51*, 318-330.

Meyer-Lindenberg, A. (2012). Urbane Seelennöte. *Gehirn & Geist - Spektrum der Wissenschaft* (50), 51-54. Verfügbar unter https://www.spektrum.de › pdf › 50-54-gug-01-02-2012-pdf › file

Meyer-Lindenberg, A. (2013). Seelische Gesundheit in der Stadt = Ville et santé psychique. *Anthos : Zeitschrift für Landschaftsarchitektur = Une revue pour le paysage, 52* (3), 4-9. Verfügbar unter http://doi.org/10.5169/seals-391180

Niemann, H., Bonnefoy, X., Braubach, M., Hecht, K., Maschke, C., Rodrigues, C. et al. (2006). Noise-induced annoyance and morbidity results from the pan-European LARES study. *Noise and Health, 8* (31), 63-79. Verfügbar unter http://www.noiseandhealth.org/article.asp?issn=1463-1741;year=2006;volume=8;issue=31;spage=63;epage=79;aulast=Niemann;type=2

OECD. (2015). *Das Jahrhundert der Metropolen. Eine Analyse der Ursachen und Konsequenzen von Urbanisierung.* Zusammenfassung (OECD, Hrsg.). Verfügbar unter http://dx.doi.org/10.1787/9789264228733-en.

OECD & European Comission. (2018). *Health at a Glance: Europe 2018. State of Health in the EU Cycle* (OECD, Hrsg.), Paris. Verfügbar unter https://doi.org/10.1787/health_glance_eur-2018-en

Okkels, N., Kristiansen, C. B., Munk-Jørgensen, P. & Sartorius, N. (2018). Urban mental health: challenges and perspectives. *Current opinion in psychiatry, 31* (3), 258-264.

Orban, E., McDonald, K., Sutcliffe, R., Hoffmann, B., Fuks, K. B., Dragano, N. et al. (2016). Residential Road Traffic Noise and High Depressive Symptoms after Five Years of Follow-up: Results from the Heinz Nixdorf Recall Study. *Environmental health perspectives, 124* (5), 578-585.

Pedersen, C. B. & Mortensen, P. B. (2001). Evidence of a Dose-Response Relationship Between Urbanicity During Upbringing and Schizophrenia Risk. *Archives of General Psychiatry, 58* (11), 1039-1046. Verfügbar unter https://jamanetwork.com/journals/jamapsychiatry/articlepdf/481853/yoa20415.pdf

Peen, J., Dekker, J., Schoevers, R. A., Have, M. T., Graaf, R. de & Beekman, A. T. (2007). Is the prevalence of psychiatric disorders associated with urbanization? *Social psychiatry and psychiatric epidemiology, 42* (12), 984-989.

Peen, J., Schoevers, R. A., Beekman, A. T. & Dekker, J. (2010). The current status of urban-rural differences in psychiatric disorders. *Acta psychiatrica Scandinavica, 121* (2), 84-93.

Proudfoot, K. & Habing, G. (2015). Social stress as a cause of diseases in farm animals: Current knowledge and future directions. *The Veterinary Journal, 206* (1), 15-21. Verfügbar unter http://www.sciencedirect.com/science/article/pii/S1090023315002506

Rapp, M. A., Heinz, A. & Meyer-Lindenberg, A. (2015). Machen Städte unsere Psyche krank? *Psyche im Fokus Das Magazin der DGPPN* (2), 8-12.

Rapp, M. A., Kluge, U., Penka, S., Vardar, A., Aichberger, M. C., Mundt, A. P. et al. (2015). When local poverty is more important than your income: Mental health in minorities in inner cities. *World psychiatry : official journal of the World Psychiatric Association (WPA), 14* (2), 249-250.

Reichert, M., Törnros, T., Hoell, A., Dorn, H., Tost, H., Salize, H.-J. et al. (2016). Using Ambulatory Assessment for experience sampling and the mapping of environmental risk factors in everyday life. *Die Psychiatrie, 13,* 94-102.

Schofield, P., Thygesen, M., Das-Munshi, J., Becares, L., Cantor-Graae, E., Pedersen, C. et al. (2017). Ethnic density, urbanicity and psychosis risk for migrant groups - A population cohort study. *Schizophrenia research, 190,* 82-87.

Silva, M., Loureiro, A. & Cardoso, G. (2016). Social determinants of mental health: a review of the evidence. *The European Journal of Psychiatry, 30* (4), 259-292.

Srivastava, K. (2009). Urbanization and mental health. *Industrial psychiatry journal, 18* (2), 75-76.

Stefan Rösch. (2015). *Urbanisierung - Demographische Entwicklungen und Auswirkungen im globalen Vergleich* (Uwe Burkert, Hrsg.). : LBBW Research. Zugriff am 10.08.2019. Verfügbar unter https://www.lbbw.de/public/research/blickpunkt/20150817_lbbw_blickpunkt_urbanisierung_demographische_entwicklungen_und_auswirkungen_7x7zfd8or_m.pdf

Sundquist, K., Frank, G. & Sundquist, J. (2004). Urbanisation and incidence of psychosis and depression: follow-up study of 4.4 million women and men in Sweden. *The British journal of psychiatry: the journal of mental science, 184,* 293-298.

Szecsenji, J. (2018). *Barmer-Arztreport 2018* (BARMER, Hrsg.), Berlin. Zugriff am 12.08.2019. Verfügbar unter https://www.barmer.de/blob/144354/4b9c44d83dc8e307aef527d981a4beeb/data/dl-pressemappe-barmer-arztreport2018.pdf

Theakston, F. (2011). *Burden of disease from environmental noise. Quantification of healthy life years lost in Europe* (World Health Organization, Regional Office for Europe, ed.)Copenhagen. Verfügbar unter http://www.euro.who.int/__data/assets/pdf_file/0008/136466/e94888.pdf?ua=1

Toernros, T. (Geographisches Institut Heidelberg, Hrsg.). (n.d.). *Psychogeographie.* Zugriff am 03.09.2019. Verfügbar unter https://www.geog.uni-heidelberg.de/gis/psychogeographie.html

Tost, H., Reichert, M., Braun, U., Reinhard, I., Peters, R., Lautenbach, S. et al. (2019). Neural correlates of individual differences in affective benefit of real-life urban green space exposure. *Nature Neuroscience, 22* (9), 1389-1393. Verfügbar unter https://www.nature.com/articles/s41593-019-0451-y.pdf

Turan Tayfun M., Besirli., A. (2008). Impacts of urbanization process on mental health. *(Anatolian Journal of Psychiatry* (9), 238-243.

United Nations & Department of Economic and Social Affairs. (2019). *World Urbanization Prospec ts: The 2018 Revision: key facts* (United Nations, Hrsg.). Zugriff am 10.08.2019. Verfügbar unter https://population.un.org/wup/Publications/Files/WUP2018-Highlights.pdf

United Nations & Department of Economic and Social Affairs & Population Division. (2019). *World Urbanization Prospects 2018 Highlights.* Zugriff am 10.08.2019. Verfügbar unter https://population.un.org/wup/Publications/Files/WUP2018-Highlights.pdf

Van den Berg, Agnes E, Maas, J., Verheij, R. A. & Groenewegen, P. P. (2010). Green space as a buffer between stressful life events and health. *Social science & medicine (1982), 70* (8), 1203-1210.

Van Os, J. (2004). Does the urban environment cause psychosis? *The British journal of psychiatry: the journal of mental science, 184,* 287-288.

Van Os, J., Kenis, G. & Rutten, B. P. F. (2010). The environment and schizophrenia. *Nature, 468* (7321), 203-212.

Vassos, E., Pedersen, C. B., Murray, R. M., Collier, D. A. & Lewis, C. M. (2012). Meta-analysis of the association of urbanicity with schizophrenia. *Schizophrenia bulletin, 38* (6), 1118-1123.

Veling, W., Susser, E., van Os, J., Mackenbach, J. P., Selten, J.-P. & Hoek, H. W. (2008). Ethnic density of neighborhoods and incidence of psychotic disorders among immigrants. *The American journal of psychiatry, 165* (1), 66-73.

Vlahov, D. & Galea, S. (2002). Urbanization, urbanicity, and health. *Journal of urban health : bulletin of the New York Academy of Medicine, 79* (Suppl 1), S1-S12.

Wittchen, H.-U., Frank J., Klose, M. & Ryl L. (2010). *Themenheft 51 "Depressive Erkrankungen"* (Robert Koch-Institut, Hrsg.). Verfügbar unter https://www.rki.de/DE/Content/Gesundheitsmonitoring/Gesundheitsberichterstattung/GBE-DownloadsT/depression.pdf?__blob=publicationFile

World Health Organization. (2010a). Urbanization and health. *Bulletin of the World Health Organization, 88* (4), 245-246.

World Health Organization. (2010b). *Weltgesundheitstag 2010: Die Beseitigung gesundheitlicher Ungleichheiten sollte oberste Priorität haben.* Zugriff am 03.08.2019. Verfügbar unter http://www.euro.who.int/de/media-centre/sections/press-releases/2010/04/world-health-day-2010-tackling-health-inequalities-should-be-a-priority

## Literaturverzeichnis

World Health Organization. (2019). *Psychische Gesundheit - Faktenblatt.* Zugriff am 10.08.2019. Verfügbar unter http://www.euro.who.int/__data/assets/pdf_file/0006/404853/MNH_FactSheet_DE.pdf?ua=1#